Hawaiian Detox

たった3日で細胞から生まれ変わる！

ハワイアンデトックス

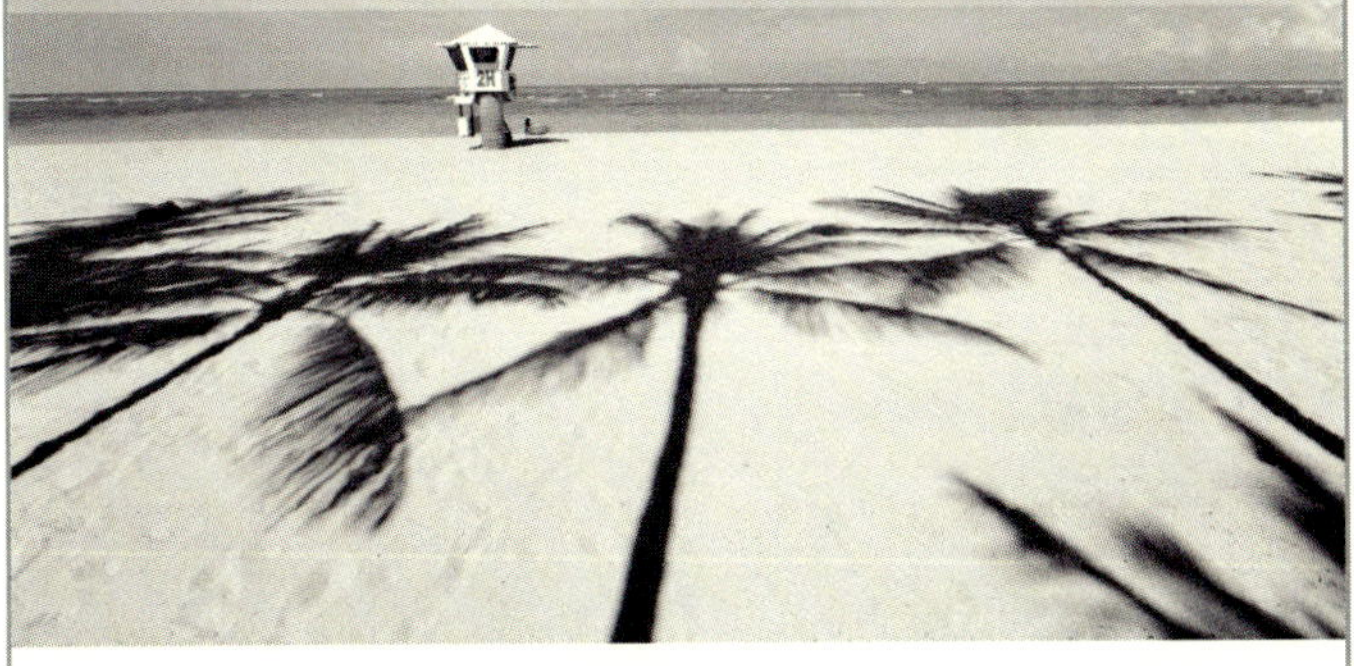

野崎 友璃香

はじめに

古代ハワイの人たちは、地球とつながって生きていました。

胃腸の調子が優れない時には、海水を飲んで、断食をし、カラダがバランスを取り戻すのを待ちました。

また、ハワイ特有の植物やフルーツを薬草として治療に用いました。

自然界にあるものの力を知り、上手に取り込むことで、その恩恵を受け取り、自然治療を高め、健康を維持していたのです。

そんな古代ハワイに伝わる「海水を飲む健康法」を現代風にアレンジしたのがハワイアンデトックスです。

そこには断食や腸内洗浄の要素の他、細胞レベルから解毒排泄と栄養補給、感情やマインドのケアなど、ココロとカラダの両面から、パワフルにデトックスできる材料が凝縮されています。

青い海に囲まれ、キラキラ太陽が輝き、爽快な風が漂うハワイ。身を置くだけで元気になる、「癒しの島」と呼ばれるハワイ島。だれもがリラックスし、幸せな気分で満たされる素晴しい環境で生まれ育ったのが、このハワイアンデトックスなのです。


一方で、3人に1人がガンに倒れ、人生の最後をベッドで迎える人たちがいるという現実も、現代社会には見られます。

日々、環境汚染の他、放射能汚染や食品汚染にさらされ、乱れた食生活や生活習慣のストレスなど……、私たちは無意識のうちに毒素をカラダに溜め込んでしまっています。

未然に病気を防ぐために自分のカラダを知り、いかに日常で心身を健康管理し、毒素を排泄するかは、だれもが真剣に取り組むべき問題です。ハワイアンデトックスは、そんな時代を生き抜くためにいつでも気軽に日常に取り込める毒出し方法です。

このデトックス法にトライすることで、私たちは同時に、今一度、私たち人間が自然とつながって生きるということ、地球の与えてくれる恩恵、人生の優先順位について、改めて考える機会を手にすることができます。

肉体だけでなく、精神的、スピリチュアル的にも深いレベルで自分自身のバランスを取り戻すことを助けてくれ、やがて身を置くすべての場所がパラダイスへと変わることでしょう。


新しい地球へ惑星レベルでの変革が進む中、時代に対応した食生活や生活習慣を受け入れ、細胞レベルから身も心も軽やかになれるハワイアンデトックスは、新しい地球を健やかに生きるキーの一つ。

地球上のだれもが人生最後の1日まで病気知らずの喜びあふれる生活をおくれることが私の願いであり、ハワイアンデトックスをシェアする理由です。

地球上のだれもが愛と喜び、利他の心を取り戻し、陸にいるイルカのように愛と平和の心を持って、健やかに生きる地球の未来のために……。

野崎　友璃香

Contents

Contents

Chapter 2 実践！ハワイアンデトックスをやってみよう

Contents

Contents

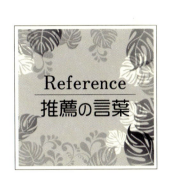

Reference
推薦の言葉

現在、日本ではデトックスという言葉をよく耳にします。その理由は、震災による放射能汚染、輸入食品の品質問題、国内の環境汚染など見えない恐怖の中、心身の毒出しへ関心が熱いからでしょう。

ハワイには現地特有の植物を利用した伝統の薬草治療学『ラアウラパアウ』に基づき、病気予防や健康維持してきた歴史があります。

ユリカさんがハワイ島で実践する「ハワイアンデトックスプログラム」も同様に、現地の安全安心で栄養価が高い果物や野菜、ミネラル豊富な水、解毒作用の強いハーブティーなどを用いることで、消化管、血管内の血流などがアップし、代謝が良くなると考えられます。

また島の空気と景色や自由で元気なイルカパワーが、自律神経の安定を促し、心身のデトックスとリラックスをサポート。完全な断食とは違い、心身のストレスもさほどかからないのがポイントです。

環境、食、生活のサイクルが乱れがちな現代人は、代謝の低下や老廃物の蓄積、人間関係や人生の不安によるメンタルバランスの崩れから、多くの方が心身のデトックスを必要としています。健康改善と増進のきっかけに、身体の解毒と心のストレスの解放で新しい自分へのリスタートのきっかけとなる「ハワイアンデトックス」を医師として推奨します。

NPO法人ウーマンリビングサポート代表理事
ココカラウィメンズクリニック院長

伊藤　加奈子

Introduction

イルカとアトピーが
導いてくれた
マイデトックスストーリー

＊イルカとアトピーが導いてくれたハワイ島

私が初めてハワイ島を訪れたのは、１９９１年のこと。当時あるスピリチュアルな教師に「野生のイルカと泳ぐと人は癒されるんだよ。細胞レベルで変わるんだよ」という話を聞き、「イルカと泳いでみたい！」と興味を強く覚えた私がいました。

その頃の日本では野生のイルカと泳ぐという発想は斬新で、まだ日本近海でイルカと泳げる場所は知られていませんでした。

そこに、「ハワイ島とバハマでイルカと泳げるらしい」という情報を入手し、ハワイ島を訪ねたのでした。その頃の私は都会のＯＬ生活に終止符を打ったばかり。決まりきった日々の繰り返しにさよならをして、自分らしい新たな生き方を模索していた私の興味のアンテナが、イルカの話に反応したのでした。

訪れたのはハワイ島サウスコナ。ある朝私は、野生のイルカが遊びに来ることで知られる聖地ケアラケクアの青い海で、イルカと4時間たっぷり泳ぐという夢のような体験をしました。それは、本を読んだり、セミナーに出たりして何かを学ぶより、はるかに強烈で、細胞レベルから目覚めるような、ありのままの自分を取り戻したような、ワクワクがカラダからはみ出すような、素晴しい体験でした。

野生のイルカと泳ぐことの楽しさ、海の気持ち良さにすっかりはまってしまった私は、それから時間があるごとにハワイ島へ通い、やがて海の近くに部屋を借り、ハワイ島と東京の二重生活を始めるまでになりました。

イルカと泳ぐことはこの上ない幸せな時間で「人生でこんなにワクワクすることがあったんだ！　こんなにもワクワクできる自分がいたんだ」という大きな感動を与えてくれました。でも実は、私がハワイに通ったのには、イルカの他にもう一つ、大きな理由がありました。生まれ持っての「アトピー肌改善」という目的です。

子供の頃からアトピー肌だった私ですが、無茶を続けてきたOL生活を辞めた途端にアトピーがカラダ中から噴出し、肌がボロボロになってしまいました。それまでのステロイド薬を一切やめて、自然治療に切り替え、食生活を見直し、温泉療法や鍼治療、エネルギーヒーリングに心理セラピー、ホメオパシーなど、あらゆることを試したにもかかわらず、なかなか肌の調子が戻らず、いつもかゆみに悩まされていました。同時に、介護が必要となった母親の看病のストレスもあり、自分のカラダの健康のためにも、ハワイ島に来て海水に浸かり、イルカと泳いで癒される必要があったのです。

病気になると、やりたいことをどんなにやりたくても、心とは裏腹になかなかカラダがついてきてくれません。母親の看病や自分のアトピー経験から、人生最後の最後まで、病院にお世話にならない生き方をしよう、健康になりたい、なろうと切に心に誓った私がいました。

アトピーとは様々な理由の複合体として起こるものです。だからこそ私は、アトピー治療のためにありとあらゆる方法を試しました。そして、その中で一番私にピッタリだったのが海水療法だったのです。

掻きむしってボロボロになった肌に海水はとてもしみるのですが、ハワイの海に1日15分程浸かっているだけで、肌の調子は驚くほど、改善へ向かいました。パワースポットであるハワイ島の青空のもと、海水に浸かりイルカと泳ぐ、これこそ心身の究極の自然療法だと実感しました。

ハワイ島に来てイルカと泳いでいるうちに、いつしか、何をやっても改善しなかった私のアトピーは完全に姿を消していました。やがて、このヒーリング体験をもとに、癒しの島ハワイ島でイルカと共に行う、「癒しの道先案内」が私のライフワークになりました。

ハワイ島には、イルカが導いてくれたとも言えるし、アトピーだったからこそ癒しを求め、ハワイ島に辿り着いたともいえるのです。

＊マイデットクスストーリー

こうしてハワイ島に暮らすようになって数年、結婚もして、思い描いたことが次々と実現し、人生バラ色の日々を送っていた私ですが、突然の「離婚」を経験します。それは私にとって自分のアイデンティティがすべて崩れるような出来事でした。

今から思えば魂レベルから大きく生まれ変わり、本当の意味で大人になる霊的成長の機会でもありましたが、その時の私は心身ともに消耗し、目の前はまさに「お先真っ暗」。楽園だったハワイという場所さえ、何の意味も持たない荒涼とした大地のように感じられるようになってしまいました。

何をしてどう生きていきたいのか……。夢も希望も消え、自分自身を見失い、すっかり弱ってしまった私に、ローカルの友人が薦めてくれたことの一つがハワイアンデトックスでした。

ハワイの薬草に造詣が深く、心理学者でもある友人ランドール氏の自宅で、私はハワイ式デトックス法に初めてトライしました。アロハの柔らかいエネルギーに包まれる中、行われる断食と腸内洗浄により、不要なものがカラダから排出されていきます。

ハワイアンデトックスで飲む海水ウォーターには多くのミネラルが含まれており、その下剤効果から大量の排便が生じます。そんな3日間を過ごすことで腸内がくまなく洗浄され、細胞レベルの毒素まで無理なく解毒排泄することが可能なのです。

私の場合、長年ステロイド軟膏を使っていたため、2日目から顔にかゆみという形で好転反応が出始め、3日目には、おでこの辺りから赤くかぶれ、熱と共に腫れあがり、目が開けられない状態になってしまいました。さらに、終了後もかゆみと炎症が1週間ほども続きました。「このかゆみは一体何?」と、いぶかしがる私に、ランドール氏は「自分の中に溜まっていたものが出ただけ」と笑うのみ。

原因を知りたい私は、友人の生血液分析士のアンジェラ女史を訪ねて血液を数滴とり、顕微鏡で分析してもらいました。なんと原因は歯を包むアマルガム（銀歯）による水銀でした。重金属汚染や食物汚染から溜まった毒素を解毒、排泄できるのだと実感しました。

デトックスをやりながら、ランドール氏は私の話を丁寧に聞いてくれました。苦しかった日常を離れ、マインドを鎮め、深呼吸をし、空と海を眺めて自分と対話をする時間をとりました。デトックスの時間は、不要なものがカラダから排出されるのと同時に、重度の傷心と不要なエネルギーをも浄化し、すべてを0へと完了させ、疲れた自分への愛といたわりを与えるものとなりました。

私は今でも年に2～3回ハワイアンデトックスを実施しますが、好転反応もなく、気楽に解毒排泄力を持つカラダづくりができています。60兆個ある細胞で成り立つこのカラダは、適切なケアでだれもが最高のハーモニーを奏でられる状態になるのです！

ぜひ、多くの方にこのデトックス法を知って実践していただき、みんなで最高のハーモニーを奏でられることを、心から祈っています。

Chapter 1

ハワイアンデトックスとは？
マイルドな断食と海水で
腸内洗浄

＊1日からできるハワイアンデトックス

ハワイアンデトックスで実践することは「断食」「腸内洗浄」「心のデトックス」の3つ。1日から気軽に行うことが可能です。

通常の断食とは異なり、ミネラルを豊富に含む「海水を飲むこと」により腸内洗浄をします。同時に胃腸を休めるために、固形物の摂取をやめて、フルーツスムージーや有機野菜ジュース、お味噌汁などの液体を1日に数回取るようにします。

細胞レベルで必要なビタミン、ミネラル、酵素を豊富に摂取しながら、海水で解毒排泄を促進。細胞レベルから隅々までデトックスされるので、かなりパワフルなのですが、適度にフルーツや野菜の甘みを味わえるため、本断食のように「おなかが空いてたまらない」などの精神的苦痛や渇望感が少なく、リバウンドの心配がありません。

胃腸の休息を促すため、消化器官の働きが良くなり、カラダの汚染によってダメージを受けていた血液も本来の形と動きに戻り、組織細胞の一つ一つが元気を取り戻し、活性化し始めます。今まで消化に使っていたエネルギーを仕事や遊びに使えるので、体力アップと同時に気持ちも軽やかになります。

＊マイルドな断食(ファスティング)の要素

断食を英語にすると「fasting（ファスティング）」。朝食は英語でbreakfast、つまり「断食を破る」という意味です。私たちは寝ている間、無意識に断食をしているのですね。

断食とは文字通り「食を断つ」という意味です。食を断つことで胃腸を安め、排泄を促進することで、免疫力や自然治癒力を高める健康法なのです。

水と酸素しか摂取しない断食を「本断食」と呼んでいます。本断食は、病気の治療目的など、それなりの覚悟と目的意識をもって挑み、精神的にも飢餓感や不安感等を覚える人も多く、自分一人では乗り越えられない修行のような要素があるため、経験者などの指導者の元に行われます。

きちんとした指導のない状態で、あるいは中途半端に行うと、かえって具合が悪くなったり、リバウンドや失敗したりというリスクを伴うことも多いため、注意が必要です。

断食指導で著名な故甲田光雄医師は、自らの経験を通して断食による「病気なおし」を提唱され、多くのすばらしい成果をあげてこられました。甲田光雄医師の数多くの著書を読むと、食べ過ぎにより現代病を引き起こされていることと、断食がカラダの自然治癒力、免疫力を高め、健康回復に役立つことが、よく理解できます。

断食により一定期間、外からの栄養補給を遮断することで、細胞はその緊急事態に対応するように、カラダの中から栄養補給しエネルギーに変換しようと自己融解を起こします。自己融解は、主に血管や脂肪の中で起こります。それらの中にあるコレステロールの塊が栄養源となってエネルギーに変わるため、血管の詰まりがなくなり血行改善されます。みるみるやせたり、ガン細胞が解消されるのも、実はこのからくりのなせるわざなのです。

風邪をひいた時は、栄養があるものをたくさん食べるより、おかゆや重湯だけにした方が回復が早まります。猫などの動物たちを見ていても、けがや病気を患った時は、食事を抜き、ひたすら寝ています。動物たちはカラダの摂理をちゃんと知っているのですね。

断食という一種の飢餓状態を細胞が体験することで、私たちの奥に眠っている力にスイッチが入り、自然治癒力や免疫力がアップ。そして、難病を克服するなど、まさに、奇跡を起こすことができるのです。

甲田医師は、あまりにストイックな本断食の危険性を考慮し、フルーツ果汁や青物野菜ジュースを摂取するものなど、いくらかの栄養をとりつつ効果は本断食に劣らない、やさしい断食も考案しました。

ハワイアンデトックスは、別名「海水フルーツ野菜断食」と呼べるのかもしれません。

ハワイアンデトックスは「病気なおし」と言うよりも（症状の改善は著しいのですが）、内側から輝く美と健康をもたらす意味合いが大きいので、だれもが苦痛を感じることなく、簡単に楽しめるものでありたいと思っています。だからこそ、無農薬の有機のフルーツスムージーや有機のコールドプレスジュース、無添加のお味噌汁など、現地の素材を選ぶ楽しみや季節や好みに応じてバラエティ豊かな材料で対応できるメニューを考案。そのため、あきることがありません。

また、フルーツスムージーは適度な果糖を摂取でき、デトックス中も甘いものへの欲求が抑えられることから、リバウンドも回避できるはずです。

ハワイアンデトックス後は、デトックスメニューによって自然の果物や野菜の甘みを覚えたことにより、味覚自体に変化が生じることも多いため、白砂糖系のスウィーツ離れになるというご報告もたくさんいただいています。

＊腸からのデトックス

私たちのカラダの中で最も毒素が溜まる臓器はどこでしょうか？

その答えは「腸」です。

私たちのカラダは排泄器官である大腸、腎臓、呼吸器、皮膚を通して、体内から便や尿、汗、あるいは吐く息として常に排泄しています。様々な方法で排泄される老廃物ですが、その約75％が便を通して排泄されています。また皮膚は最大の排泄器官であり、肌の状態はカラダの環境を映し出す鏡です。

便が大腸に溜まっていると悪玉菌がどんどん繁殖し、毒素が増加。すると、排出機能が下がり便秘となって、それがさらなる毒素を増やし、体中に広がるという悪循環にはまります。

便秘の原因は運動不足や精神的なストレスや緊張、不規則な食生活、水分不足などがあげられます。毎日1～3回の排便がなく、おならが悪臭を放っているとしたら、それはあなたの腸内環境は老廃物で詰まっているサイン。

「出して」から「入れる」という順番を意識して生活することがとても大切です。お通じはちゃんとありますか？ 便は臭くないでしょうか？ 常にチェックを心がけましょう。

＊便秘の問題点

便秘になるとおなかが張り、肩こりや腰痛、肌荒れや吹き出物、イライラするなど精神的にも不快になりがち。便秘が続いて便を排出する機能が落ち、長い時間腸内に留まっている状態の便を「宿便」といいます。太っている人にも、やせている人にも宿便があり、その重さは2～4キロと言われています。

宿便が溜まると、消化吸収機能が低下、必要な栄養素が摂取困難となり悪玉菌が繁殖し、毒素が増え、腸内で老廃物質を作り出すため、アトピーを始め、ガンやポリープなどの病気の原因となります。また、排泄機能が下がり、新陳代謝も悪化し、ダイエットをしてもやせられず、吹き出物や肌荒れ、肌のくすみの原因にも。

逆に考えると、便通を改善すれば毒が排出され、カラダの機能は正常に戻り、新陳代謝がＵＰし脂肪燃焼が促され、自然と減量でき、肌の輝きを取り戻せます。便秘解消するには、日頃のライフスタイル、食生活の改善が基本。食物繊維や水分を充分とること。適度な運動や、睡眠、ストレスマネージメントも大切な要素となります。

老廃物と毒素の塊である宿便を排出することは、最高のデトックス。その有効な解消法として注目が集まっているのが「腸内洗浄」なのです。

＊腸内洗浄（コロニクス）

腸内洗浄（コロニクス）は腸内の排泄物を除去し、腸内細菌のバランスを整えてくれます。腸の働きが刺激を受けて活性化するため、カラダ全体の健康アップとアンチエイジングにも効果的です。

腸内洗浄とは主に肛門からお湯などを入れて腸を洗浄するもの。コーヒー洗浄、オイル洗浄、薬草湯洗浄、エドガーケーシー流コロニクスなど様々な方法があり、最近ではホームキットなども出回っていて、手軽に自宅で行うことができます。この手の腸内洗浄は、腸全体を洗浄するわけではなく、肛門に近い大腸の一部を洗浄するだけですが、それでも十分な効果が得られます。

なお、この方法による大腸の奥の小腸の洗浄は苦痛を伴い危険です。また、痔や腸に障がいのある人は医師の指示を仰ぐ必要があります。施術の際に直腸に感染症を引き起こすこともあるので、十分注意して行うことが必要になります。

肛門から行うコロニクスは、腸をキレイにしたい方にはオススメですが、かなりパワフルなため、事前のカラダの準備と施術中の食事プラン、感情のケアなどもあわせて提供してくれるところを選びましょう。腸をいじると、意外なほど感情も動き、体力を消耗するものなのです。

一方、ハワイアンデトックスで行う腸内洗浄は「口から飲むスタイル」なのでどうぞご安心を。にがり成分（ミネラル）が豊富に含まれた深層海洋水、または、ハワイアンディープシーソルトを粒子の細かいアルカリ水とアルカリ食品であるレモンで薄めて飲むことで、そこに含まれる「にがり成分」が浄化と下剤効果を発揮して腸内を洗浄していきます。ちなみに、この甘くないレモネードのようなドリンクを、ハワイアンデトックスでは「海水ソリューション」と呼んでいます。

行うのは、朝と昼の1日2回。たいてい飲んでから1時間程度でトイレタイムがやってきます。水道の蛇口をフルで開いたような勢いで、十二指腸、小腸、大腸をキレイにお掃除をして、大量の腸に詰まった老廃物が洗い流されていきます。詰まっていた便が一気に出た後は、宿便も取れ、細かい繊維質を含むような水っぽい便となり、腸内バランスを整えていきます。

デトックス中は、消化された状態同様のスムージーや野菜ジュースのみで固形物の摂取を断つため、胃腸が空腹の状態へと導かれます。それにより腸内物の排泄を促進する消化管ホルモンが分泌され、スムーズに老廃物が排泄されるようになります。

そうして隅々まで海水で清めてキレイにお掃除された腸は、吸収力がアップして、少量の食事でも、しっかり栄養補給しやすくなります。また、元気を取り戻した胃は適切なサイズと適切な位置に戻り、無理なく小食に。

海水ソリューションを飲んだ後は、約1時間後からトイレに駆け込む回数が増え、だいたい1時間の間に約5〜7回ほど行きたくなります。でも、この排出が、とても気持ち良いのです。

ただ、海水ソリューションは、とてもパワフル。お子様の場合は海水の量を50％オフにして8歳から行えます。特に肌の問題があるお子様や放射能汚染の心配があるお子様には、ぜひ、お試しいただきたいです。その年齢以下のお子様には、海水ソリューションを含まない、スムージー、野菜ジュース、お味噌汁のみを摂取する断食スタイルを取り入れるだけでも、十分な解毒排泄促進の助けとなります。

海水に含まれる塩分により、デトックス中はカラダがむくむ人もいますが、終了後、水分補給をたっぷり行えば、カラダから余分な水分と共に塩分が排出されるので、むくみは解消され、体重が落ち続けるというのがこのデトックスの特徴です。

＊太陽の光デトックス

太陽の光には、私たちのココロやカラダ、スピリチュアルなレベルにおいて、癒しの光として大切な役割があります。

そんな、太陽の光はビタミンDを豊富に与えてくれ、ビタミンDはカルシウムの供給源でもあります。宇宙全体がパワーアップしている今、太陽からの光の強さも増しています。

太陽からの光は私たちの遺伝子ＤＮＡを刺激し、私たちが最高の可能性に向かって開花することを助け、霊的な成長を開発する力を秘めています。

太陽の紫外線を避けるために、日焼け止めなどを使うことも大切ですが、ハワイアンデトックスでは、デトックス中は日中の強い日差しの時間帯を避け、毎朝20~30分、太陽の光を受け取る呼吸と瞑想を取り入れてください。

朝から幸せな気持ちになれるサンシャワーを浴びて、エナジーアップ。真っ青なハワイの空とつながっていると感じながら、注がれる太陽の光を受け入れましょう。毎日が新鮮な朝に変わるはずです。

＊ハワイアンデトックスの利点★ココがスゴイ！

●だれにでも簡単にできる！

食物酵素やビタミン、ミネラルなどの栄養素をたっぷり取り入れ、胃腸を休めつつ腸内のクレンジングを行うのでだれでも簡単！

●空腹感・失敗・リバウンド知らず

固形物をとらない本断食と違い、栄養価の高い液体を摂取するため、空腹感がなく、失敗やリバウンドがありません。

●デトックスの恩恵を受けて、本来のカラダが喜ぶ！

★ホルモンバランスの改善→整理痛や生理不順、出血が緩和。

★新陳代謝ＵＰ→ダイエット、美肌効果、アンチエイジング

★自立神経が正常に↓安眠、ストレス効果、明るく前向きに。
★血液・リンパの循環が良好↓むくみ・冷え・かたこり・生活習慣病の予防・疲れにくいカラダに
★自然治癒力、免疫力UP↓風邪、アレルギーの緩和

＊ハワイアンデトックスのビフォーアフターの注意
～はじめる前の心がまえ～

次章より、いよいよハワイアンデトックスの具体的な実践方法のご紹介へと進んでいきますが、その前にぜひ知っておいていただきたい大切な心がまえをここでお伝えしたいと思います。

Before

1

思いの他、パワフルに排出が行われます。通常の仕事をしながらでは難しい人も……。だるさや眠気がでてもいいように休息できる環境で行いましょう。また、携帯やパソコンの使用は最低限にして、自分に休息をあげる機会にしましょう。

2

前日は消化の良い野菜中心の食事を心がけることでデトックスがスムーズに！　日頃から脂ものや白砂糖、動物性食品などを多く摂取していると、カラダが酸性に傾いています。傾いていればいるほど、デトックスにより取り入れる数々のカラダにいいアルカリ性の摂取にカラダが慣れていなくてびっくりするため、シャットダウン状態になる好転反応が起きやすくなります。

3

心身がリラックスした状態で行うとデトックスの効果が増幅。前日や初日、最中に全身オイルマッサージ（ハワイアンロミロミ）などを受け、マインドとカラダをゆるめておくことで効果が深まります。

4

前後に生血液分析や体重のチェックを。たった3日間で起こるカラダの変化を数値で確認すると、よりリアルに効果を実感することができます！

After

1

良質の塩分を大量摂取するため、デトックス中若干カラダがむくむ人も出てきます。デトックス後は、たくさんお水を飲みましょう（1日2リットル以上が望ましい）。お水と共に体内に溜まった余分な塩分が排出され、体重もさらに減ってスッキリボディへ。

2

デトックス後は、腸内洗浄されて吸収の良いカラダになります。このため、白砂糖や加工品の添加物を含む食品や動物性食品は避けるようにしましょう。良質のお水をよく飲み、有機の野菜中心の和食、玄米や味噌汁、梅干し、マクロビやローフードなどをおすすめします。

3

放射能対策として、カルシウムの摂取を心がけましょう。より良質のミネラルやビタミンを取り入れることで、汚染に強い解毒力のあるカラダをキープすることが可能になります。液状のミネラルのサプリメントなどの利用もオススメ。

4

1日20分、日光浴をしましょう。太陽の光はカラダに必要なカルシウムの元となるビタミンDを活性化。光を細胞レベルに浸透させパワーを注入。細胞のDNAを刺激し、強くしなやかなカラダをつくります。

5

健康維持のために、日頃から解毒効果の高いスピルリナを水やスムージーと混ぜて摂取しましょう。錠剤のものもあります。

＊血液成分からもわかるハワイアンデトックスのパワー

〈健康コンサルタント　マリア・ローレリンの論文より〉

血液の質は健康、無病にとって重要で、その元となるのは健康的な栄養です。
さて、健康的な血液のＰＨは７・３６５でカラダはこれを維持すべく働きます。正常な体温の維持もその働きの一つで、酸性食品を食べることにより酸性に傾くため、最適なアルカリバランスにＰＨを調整すべく必死で活動し、エネルギーを消費して体調不良へ。

血液の顕微鏡検査は教唆的なツールで、ストレスによる体調不良、消化不良、カビ、カンジダ、寄生などの健康状態を表す多くの重要部分を明らかにし、金属毒性における放射能被曝も露見されます。

更に、血液は身体全体に栄養を運び、老廃物を収集し除去する重要な運搬システムの一部分。そんな、血液の細胞分析は体内のどこで毒素が生じるかを見極める一助となり、食事、感情、代謝、環境、体内の酸の影響が観察されます。

つまり、血液の質の維持にも、栄養摂取とデトックスのためにも正しい食事が最重要。栄養価が低い食事や夜遅い食事、過食や便秘、ストレス、抗生物質、運動不足なども毒素を生み出す要因。その影響は心身へ疲労感、エネルギーレベルの低下、記憶力の衰え、注意力散漫などの症状として現れます。揚げ物やスナック菓子など脂肪分や糖分の多い食事をとり続ければ、消化不良、肥満、酵母感染、関節の痛みやこわばりが生じます。他に、偏頭痛、不眠症、植物アレルギー、躁鬱、体臭過剰なども、デトックスを必要とするサイン。

そんな時は、ユリカのハワイアンデトックス体験を！　このプログラムは毒素を中和するために必要なステップを提供し、身体を元来のアルカリ性へ戻してくれます。ハワイアンデトックス後の血液を顕微鏡で見ると、白血球細胞がより活発になり、血漿の濁りが浄化され、結晶とバクテリアが減り、赤血球細胞もより丸く元気で活発に跳ねているのがわかりました。そのパワーは、細胞の酸素量が増加する程、強力な体内から健康的に毒を取り除く方法です。しかも、他にはない劇的な変化、「癒しの危機」が起こり、体が軽くエネルギーを感じられるようになります。ハワイアンデトックスは健康を司る血液の質を維持するのには最適と言えるのです。

Malia Lawrelin
ハワイ島在住の健康コンサルタントかつ、有資格の栄養学顕微鏡学者。マリアは地元と各国個人、グループに血液分析と教育的コンサルテーションを提供しています。

＊細胞から浄化の旅ができるハワイアンデトックス

〈ランドール・ルーパーの論文より〉

私たちの身体は機能的なバランスを維持するためにお互いに働いている約50～100兆個の細胞からなる、驚くべき複雑な有機体です。生物学的には、これを「恒常性（生物体が体内環境を一定範囲に保つ働き）」と呼びます。

　人間の脳ではそのような驚異的な働きを監督することは不可能なため、身体が完全な状態であるように調整、調和する働きを一つ一つの細胞の知恵にゆだねています。

　それぞれの細胞は、心臓、肝臓、腎臓、目、肌などの役割を果たすために複数の働きを同時に行い、それぞれの器官のシステムは、バイタリティ、力強さ、健康で満たされた完全な有機体を維持する責任があることを、どういうわけか知っています。この働きはわたしたちの知力の許容量を遥かに超え、いやがおうでも身体自身に自らを癒やし、修復してもらわなければなりません。

　そこで、浄化、クレンジング、解毒は、身体に本来備わっている自然なヒーリングプロセスを調整する手段なのです。

　3日間ハワイアンデトックスの深層海洋水、フランキンセンスによる浄化は、全細胞の洗浄と解毒と栄養補給のためにデザインされたシステムです。

　細胞からボディが洗浄され、栄養を補給されるにつれて、私たちの魂と精神が意識の目覚めの高いレベルへ拡大されていきます。

それに、聖なる人々は断食と祈りによって、神の恩寵を獲得してきました。そして、私は何年にも及ぶ経験から3日間浄化コースの効果を確信しました。この72時間は身体の全細胞が、塩分を含んだミネラル豊富な深層海洋水、オマーン産フランキンセンス、イキイキとした食物、生のジュース、植物性のサプリメントと共に、ボディセラピー、ムーブメント、瞑想などによって、自然に洗浄と解毒が行われ、栄養を受け取ります。

身体が浄化の旅をはじめると、私たちの有機体の他の部分が意識の表面にのぼってきます。肉体、心、魂とスピリットは透明になり、これらの緻密なライトボディの微妙な関係や影響が、人生という巡礼の旅の価値を見せてくれるのです。私たちの存在の相互のつながりをケアすることへの意識は、全体性へと向かう道筋を示すのです。

私たちは自然とスピリットの子供であり、完全な自己を統合する日々のケアの価値を学ぶ体験をするのです。

この生命のバランスを維持するため、日々の生活で気をつけることが、私たちの完全なる心身の状態へと導きます。また、無頓着な様々な悪い習慣を克服していくことが必要です。

物への依存や人間関係、あるいは意識的に無意識な否定的状態を包み隠し、脅迫感にとらわれた行動は現代社会では普通であり、私たちを息苦しくさせています。そのため、自然と私たちの本当に大事な問題を放棄して、一時的な物質の価値のみを追及しています。

責任をもってセルフケアするということは、私たちが本来あるべき、バイタリティ、強い存在になるために探究しなければならないコンセプトです。3日間のハワイアンデトックスは、上等な人生への開かれた扉。

Randyl Rupar

ハワイの薬草に造詣が深い心理学者。Manake'a Gardensという非営利の教育的教会を運営。ローカルのオーガニック産業の発展に尽力している。

Chapter2

実践！ハワイアンデトックスをやってみよう

健全に食べ、リズミカルに呼吸し、慈悲深く生きましょう

＊ハワイアンデトックスをやってみよう

ハワイアンデトックスは3日間コースが基本です。

本気で3日間集中するだけで、カラダの隅々までしっかりデトックス効果が行き渡り、ヘルシー重視の新しい食意識やライフスタイルも定着し始めることでしょう。

ただ、実際には今すぐ3日間の時間を取るというのは、なかなか難しいという人も多いことでしょう。でも、忙しいからと言って1日でもやらないよりはマシ！「そんなの無理」と嘆く前に、ぜひ1日でも体験してみていただきたいのです。もちろん、すこしがんばって週末だけの2DAYSデトックスでもOKです。無理なく始められる方法から順にご紹介していきますので、まずは、

ハワイアンデトックスと触れあってみませんか？

しかし、やっぱり断然オススメなのは３日間コース！　多忙な日々を一度リセットするように、携帯やＰＣから離れ、ちょっとお休みをとって、心身共にリラックスできる環境で始めてみませんか？

ひと時、日常から離れて、静かな海辺や自然の近くで、ゆっくり自分のための時間を確保して……。

あなたのために、ご褒美の３日間をプレゼントしてあげてください。

STEP 1
簡単半日デトックス

まず朝食をフルーツスムージーにしてみましょう

カラダにとってＡＭ４時〜正午までは排泄タイム。カラダのリズムに合わせて午前中はフルーツやフルーツスムージーのみを摂取します。お昼からは通常の食事に戻してＯＫ！　前夜から軽い野菜中心の食事を心がければ、空腹感を覚えないで済むはずです。

スムージーはすでに咀嚼状態のため胃腸が消化に使うエネルギーが必要なく、内臓の休憩ができます。疲れた胃腸や肝臓を充電タイムをとることで元気回復。軽やかなエネルギー充満のカラダへと変わり、通常より尿が増量しスッキリ毒出しできます。

もっと簡単、フルーツモーニングでプチデトックス

スムージーをつくるマシーンの準備がない方は、朝の排泄タイムに、固形であっても2時間すれば消化できるフルーツを取りましょう。この方法は半日断食と同じ状態。瑞々しいフルーツは良質の水分がたっぷり補給できるとともに、ビタミンと酵素がたっぷりなので、酸性に傾きがちなカラダをアルカリ性にバランシングしてくれます。

STEP 2

1DAY デトックス

1日中、腸内クレンジングとともに内臓&ハートの休息を

ハワイアンデトックスは、たった1日だけでもパワフルな毒出しが可能です。

なんと、ミネラル（にがり成分）を含んだ海水ソリューション（レモン水入り深層海洋水）を1日に2回飲むだけの方法で、口から簡単に腸内洗浄ができる優れ技なのです。

海水ソリューションを飲んで、腸から老廃物などの宿便を排泄しながら、細胞レベルで必要な栄養素を、スムージーと野菜ジュース、お味噌汁から、しっかり摂取しカラダとココロを休めます。

1日でもいいので、日頃酷使している内臓を休めてあげることで、カラダとココロの元気をかなり取り戻すことができ、

STEP 3
3DAY デトックスに挑戦

美肌効果も体感できるはずです。

　これをやるだけでも十分免疫力や自然治癒力がアップするので、月に一度は、1DAYハワイアンデトックスすることをオススメします。腸の中がお掃除される快感に病みつきになるかもしれませんよ！

3日間集中デトックス、美カラダ&ココロへ体質改善

　その昔、ハワイ王族も利用していたという、ハワイならではの海水を使った健康法を、ハーブなどを取り入れ現代流にアレンジしたのがハワイアンデトックスです。

　ココロとカラダをクレンジングする1DAYデトックスと同じメニューを3日間続ける、3日間集中プログラム。腸全

体のクレンジングが可能で、細胞の一つ一つからくまなく毒出しでき、体質を改善するとともにあなた本来の美しい心身へと導きます！

ＰＨバランスが整い、解毒×消化が促進され、本来の健康的な状態へカラダをリセットします。フルーツ、新鮮野菜、お味噌汁から、ビタミン、酵素、ヨウ素を含むミネラル等をふんだんに摂取。実はこれらは、放射能汚染対策に最も効果があるとされる食品群でもあるため、細胞から放射能汚染や重金属の解毒効果も高いデトックス法です。

空腹感なく、自然に排出が促進されるため、簡単に２〜４kgの減量ができ、ダイエット効果も抜群です。

また、これもハワイアンデトックスの大きな特長なのですが、カラダの浄化とともにネガティブな感情や不安も浄化されていきます。ハワイアンミュージックや映像とともにポジティブに毒出しをするのもオススメ。だれのカラダにも宿っているると信じられる奇跡を起こす「マナ」のパワーを、あなたもきっと感じられることでしょう。

そして、今の社会はどんなに気をつけていても、毒素が溜まってしまう環境にあることから、季節の変わり目などに、年に1～2回継続していくことをオススメします。

どうしても忙しい時は2DAYSでもOK。疲れた時こそ、デトックスしていったんリセットすることが大切です。2日間、連休があれば、だれにでも簡単にトライできるので、自分へ思いきって、ご褒美の「ハワイアンデトックス休暇」を。継続していくことで暴飲暴食、お酒やタバコがやめられる人も……。

ハワイアンデトックスの1日の流れ

朝	オープニング……フランキンセンスの呼吸、お茶とシェアリング
09:30	海水ソリューションの飲用（モーニングクレンジング）
11:00	ハワイのフレッシュなフルーツスムージー
昼	アクティビティタイム……ヨガや呼吸法、おなかのマッサージ、シェアリング、浄化風呂、お昼寝など。
13:00	海水ソリューションの飲用（アフタヌーンクレンジング）
15:00	コールドプレスジュース（有機野菜のジュース）
18:00~	有機のお味噌汁

ハワイアンデトックスを構成する重要アイテム

□ 腸内洗浄をする海水ソリューション

□ 心を落ち着かせるフランキンセンス
（嗅ぐ、焚く、スプレーする、飲む）

□ オーガニックフルーツスムージー

□ オーガニックコールドプレスジュース

□ オーガニックジンジャーだしの味噌汁

聞き慣れない言葉が出てきたかもしれませんが、これからご説明していきますのでご安心くださいね！

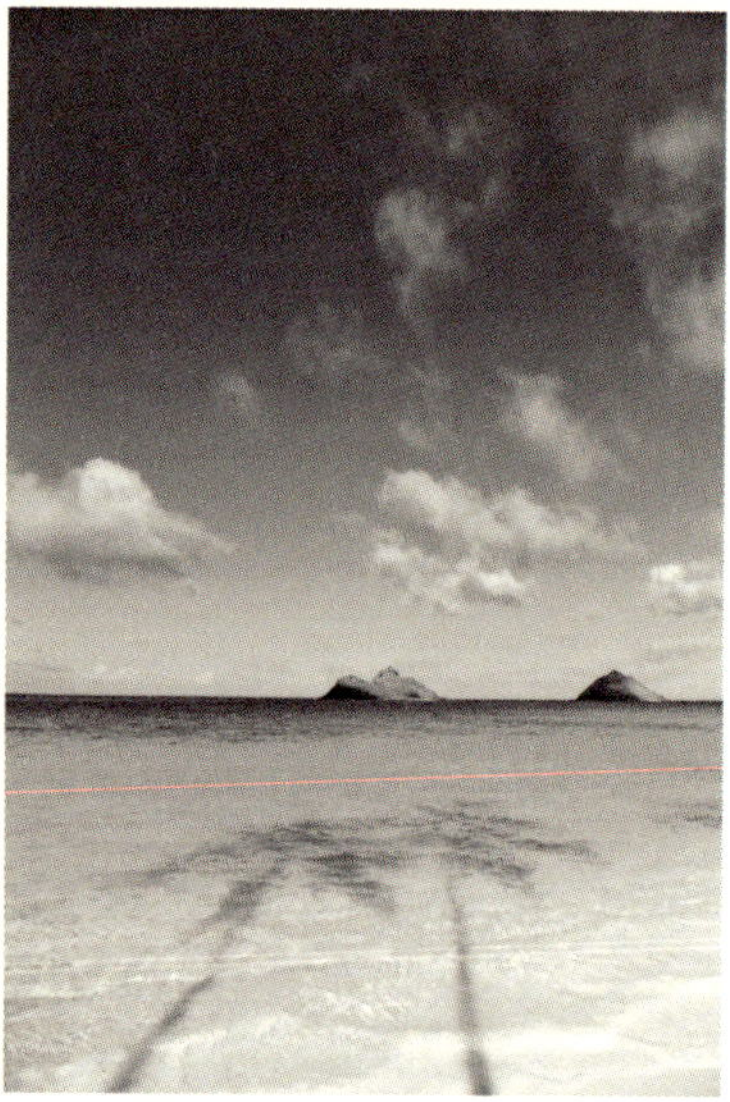

HAWAIIAN DETOX RECIPE 1

お家で海水を作って飲んでデトックス
海水ソリューション

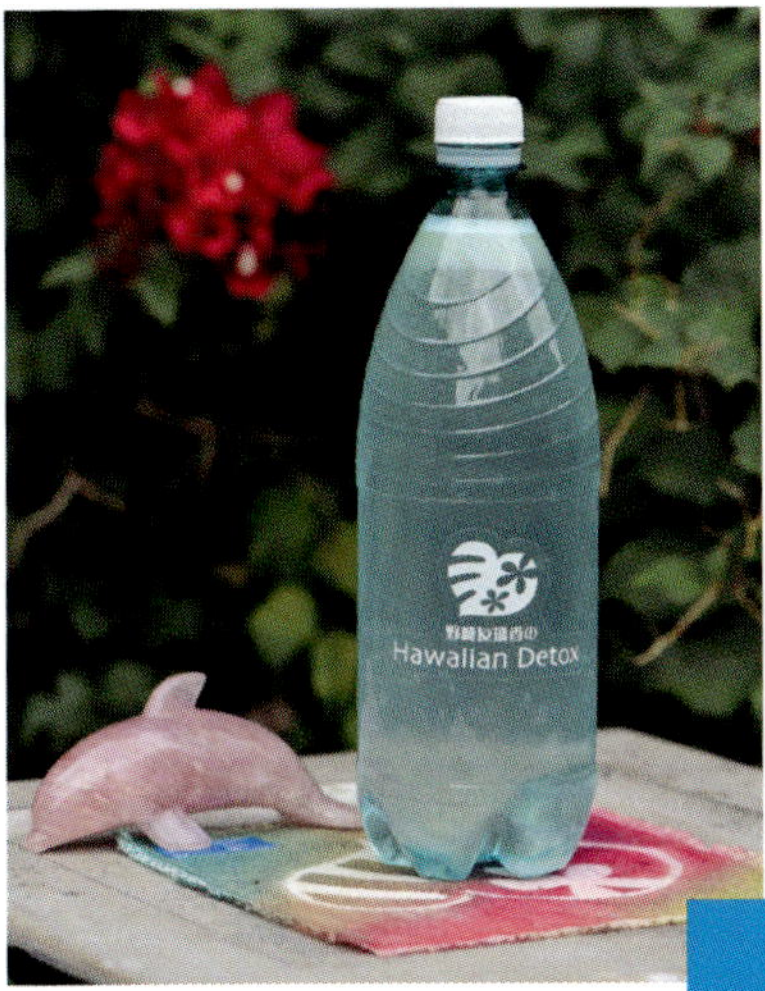

● 材料（1リットル）

ハワイアン ディープシーソルト ―――― 13g

レモン（オーガニックで搾りたてのもの） ―――― 50ml（約1個分）

上質なお水 ―――― 950ml

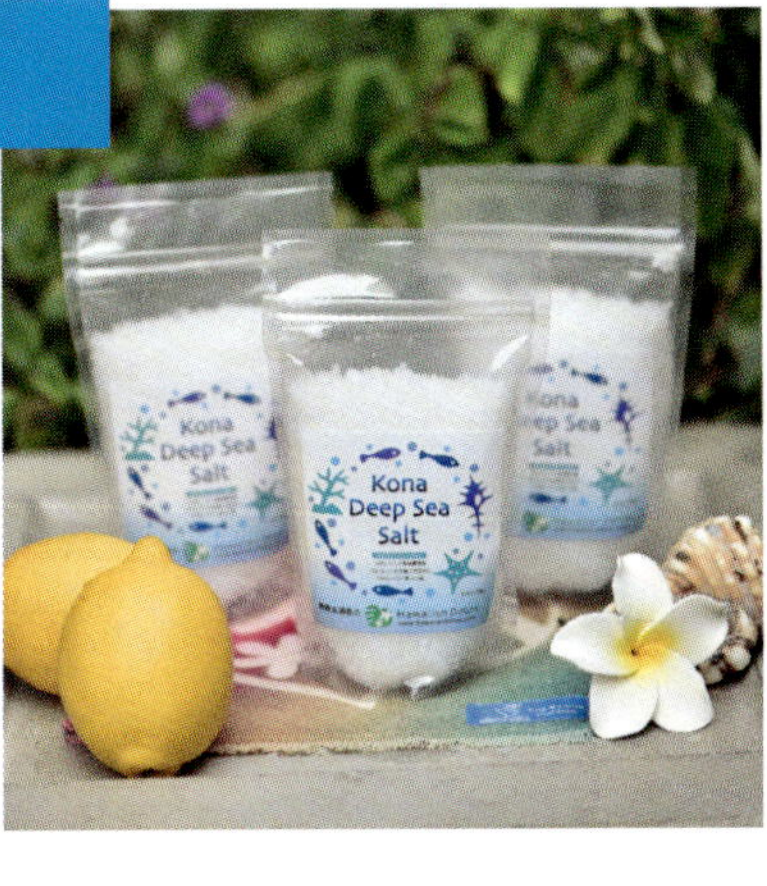

● 作り方

空の1リットルのペットボトルに上記を入れて混ぜ、全体で1リットルの海水ソリューションを作ってください。

ペットボトルからそのまま飲んでも、コップで飲んでもOK。3～40分以内を目途にお飲みください。ダラダラ飲まずに、グビグビ一気飲みで流し込むのがコツ。

HAWAIIAN DETOX RECIPE 2

朝ごはんがわりにも最適！

トロピカルフルーツのハワイアンスムージー

● 材料（1人分）350cc

ミキサー・ブレンダー・バイタミックス

生アーモンド ―――― 5粒

パパイヤ ―――― 1／3

リリコイ ―――― 1／2

アップルバナナ ―――― 1

（その他、マンゴー1/4、ブルーベリー、ドラゴンフルーツなど土地でとれるフルーツをお好みに合わせて）

スピルリナ ―――― 小さじ1

（スーパー栄養素）

チアシード ―――― 大さじ1

（タンパク質、繊維質、アミノ酸）または

フラックスシード（亜麻仁）パウダー

―――― 大さじ1（オメガ3脂肪酸）

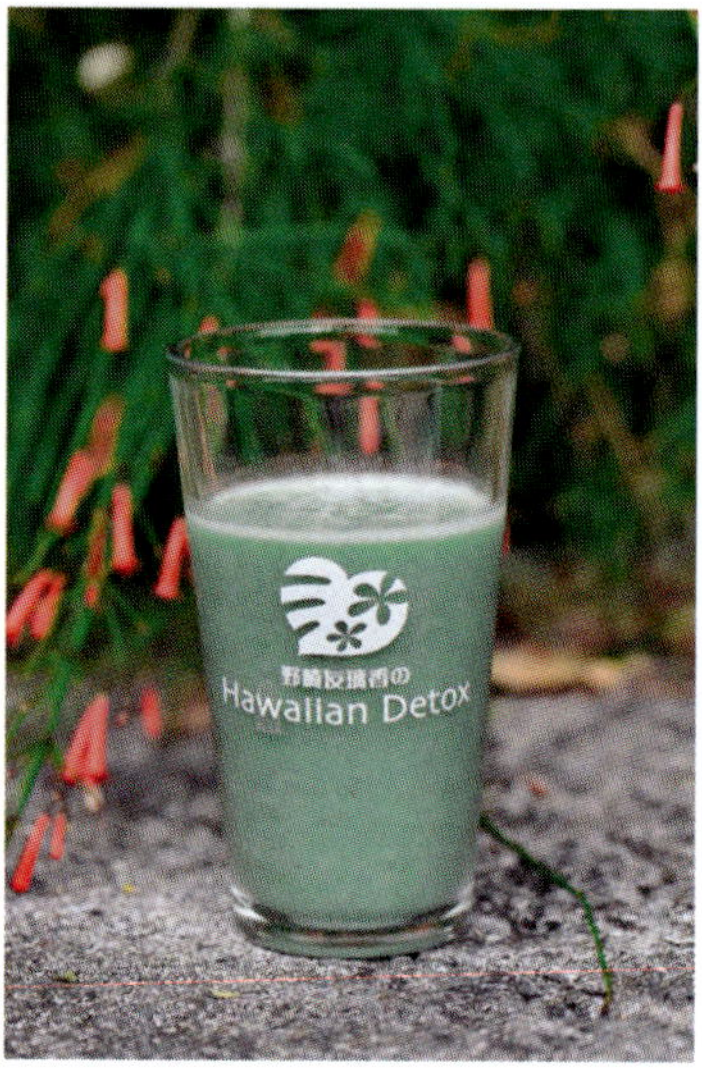

※日本でやる場合は、キウイ、リンゴ、いちご、洋梨、柿などをクリエイティブに合わせてみましょう。

※フルーツは1～3種類までとします。

● 作り方

まず、デトックス前日に1回分のアーモンドミルクを作るため、生アーモンド5粒を一晩お水につけてふやかしておく。翌日、バイタミックスまたはブレンダーに、パパイヤ、バナナ、リリコイ、生アーモンド、チアシードまたはフラックスシード、スピルリナなどの栄養補強食品を投入します。

HAWAIIAN DETOX RECIPE 3

お昼ごはんに！

細胞ハッピーコールドプレス・デトックスジュース

《有機野菜ジュース》

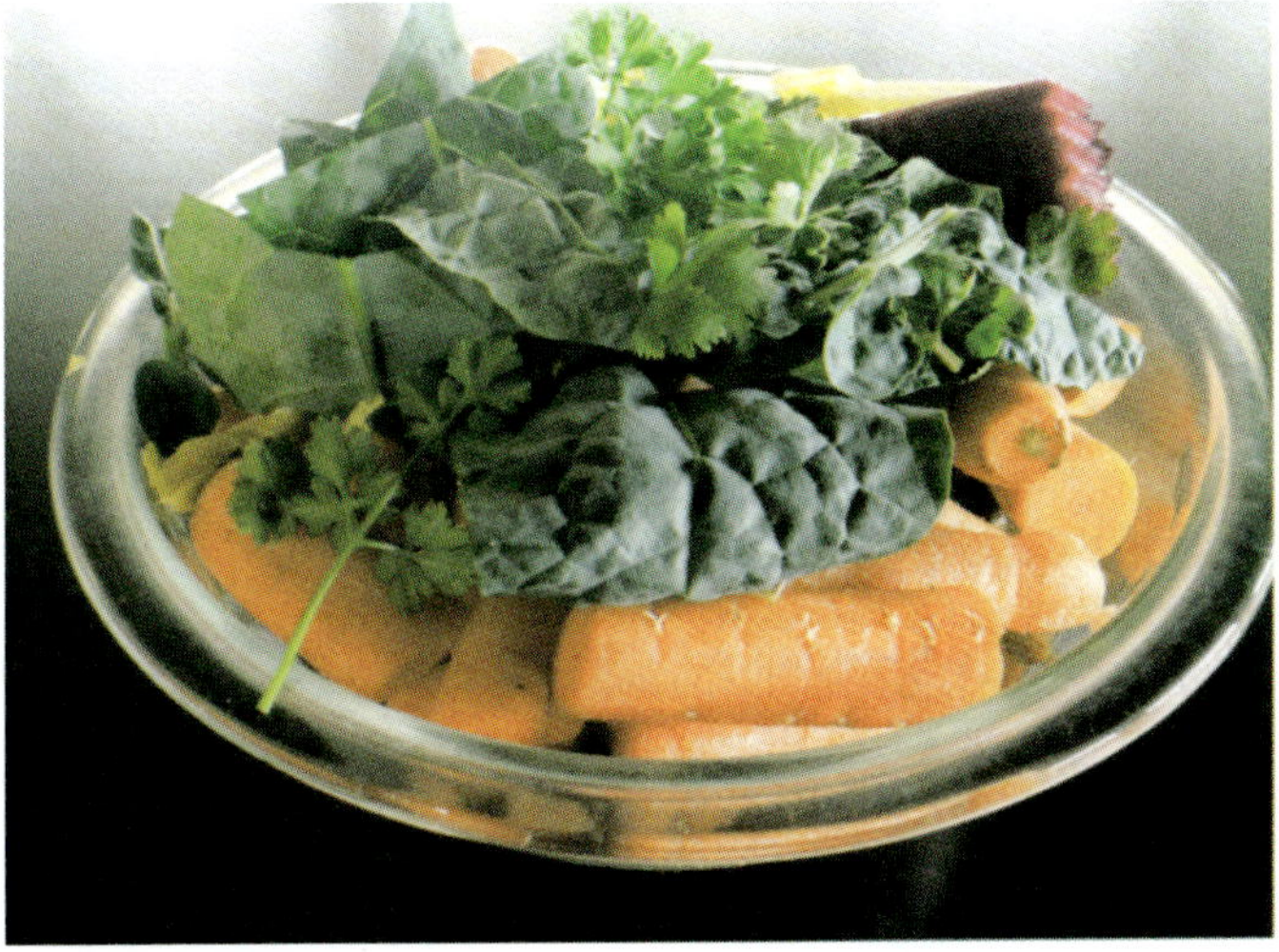

● 材料（1人分）300cc

ジューサーミキサー
（低速圧搾機が望ましい）

ケール	1 枚
ニンジン	300g
ビーツ	1／3
セロリ	1 本
りんご	1／3
ショウガ	1cm

● 作り方

すべての野菜を適度にカットしてジューサーに入れ、カスを取り去り、液体だけを摂取。皮やへたは取らなくてOK。ビーツは日本で手に入りにくければ、ほうれん草や小松菜などのグリーンを代用してください。ショウガを程よく加えることで、味がしまり、カラダを温めてくれますよ。お好みで野菜の量を調節し楽しんで作ってください。

HAWAIIAN DETOX RECIPE 4

夜ごはんのかわりに

ショウガだしのお味噌汁

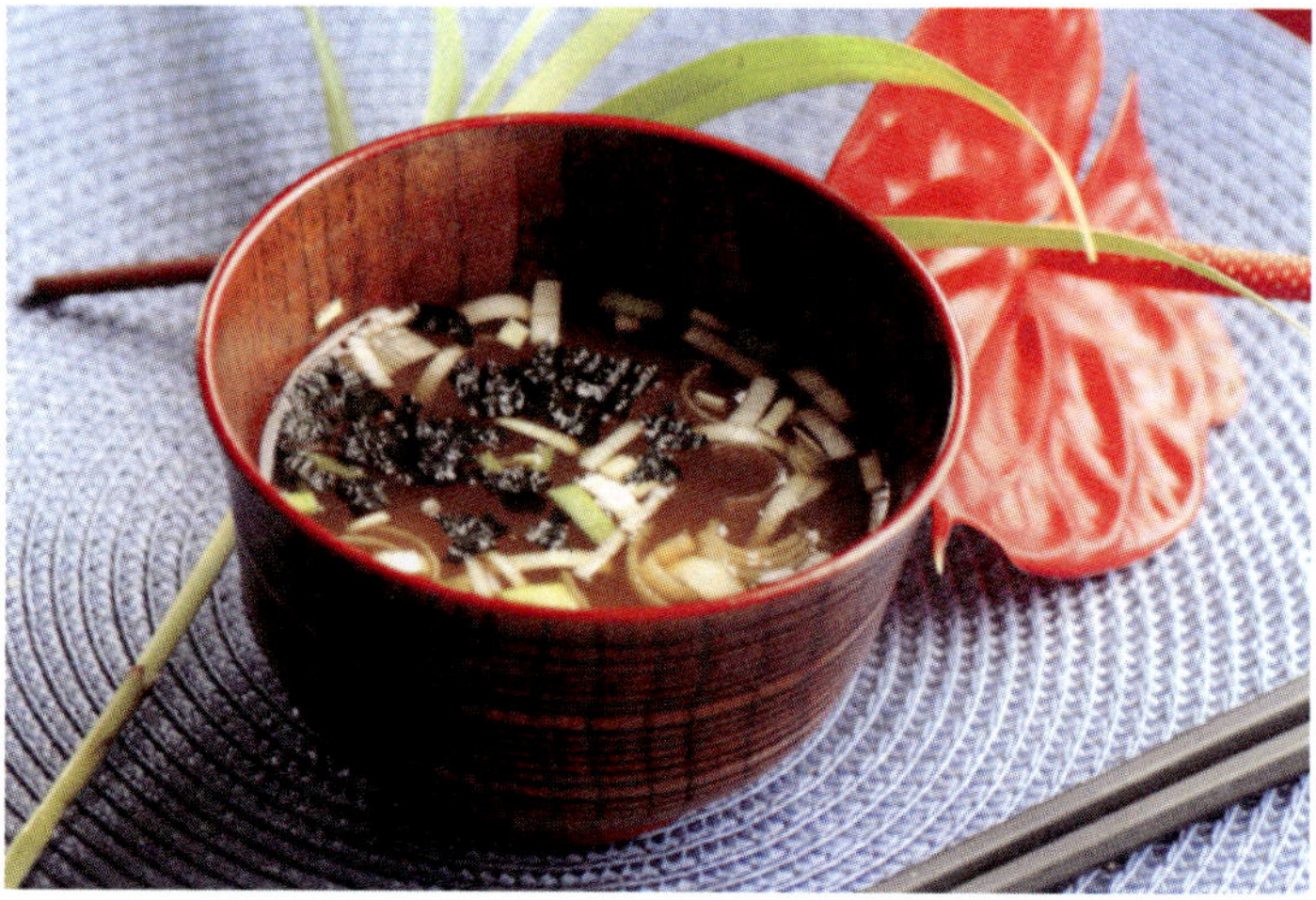

● 材料（2人分）

生ショウガ
4～5cmほどを、スライス切りにしたもの
無添加の味噌 ——— 量はお好みで
リーク（ねぎ）の千切り
——————— 量はお好みで
のり ——————— 1枚
（安全なものが入手不可な場合は省く）

● 作り方

スライスカットした生ショウガを煮出し、天然の味噌を混ぜ、ねぎの千切りと、のりをちぎって浮かべる。夜におなかが空いたら何杯でもおかわりできるように、たっぷりつくっておきましょう。ショウガだしは意外に味噌とピッタリで、カラダを温め消化を助けます。デトックス中なので胃腸にやさしい、具の少ないお味噌汁が理想です。

HAWAIIAN DETOX RECIPE 5

ネガティブなカラダ＆ココロを一掃

浄化風呂

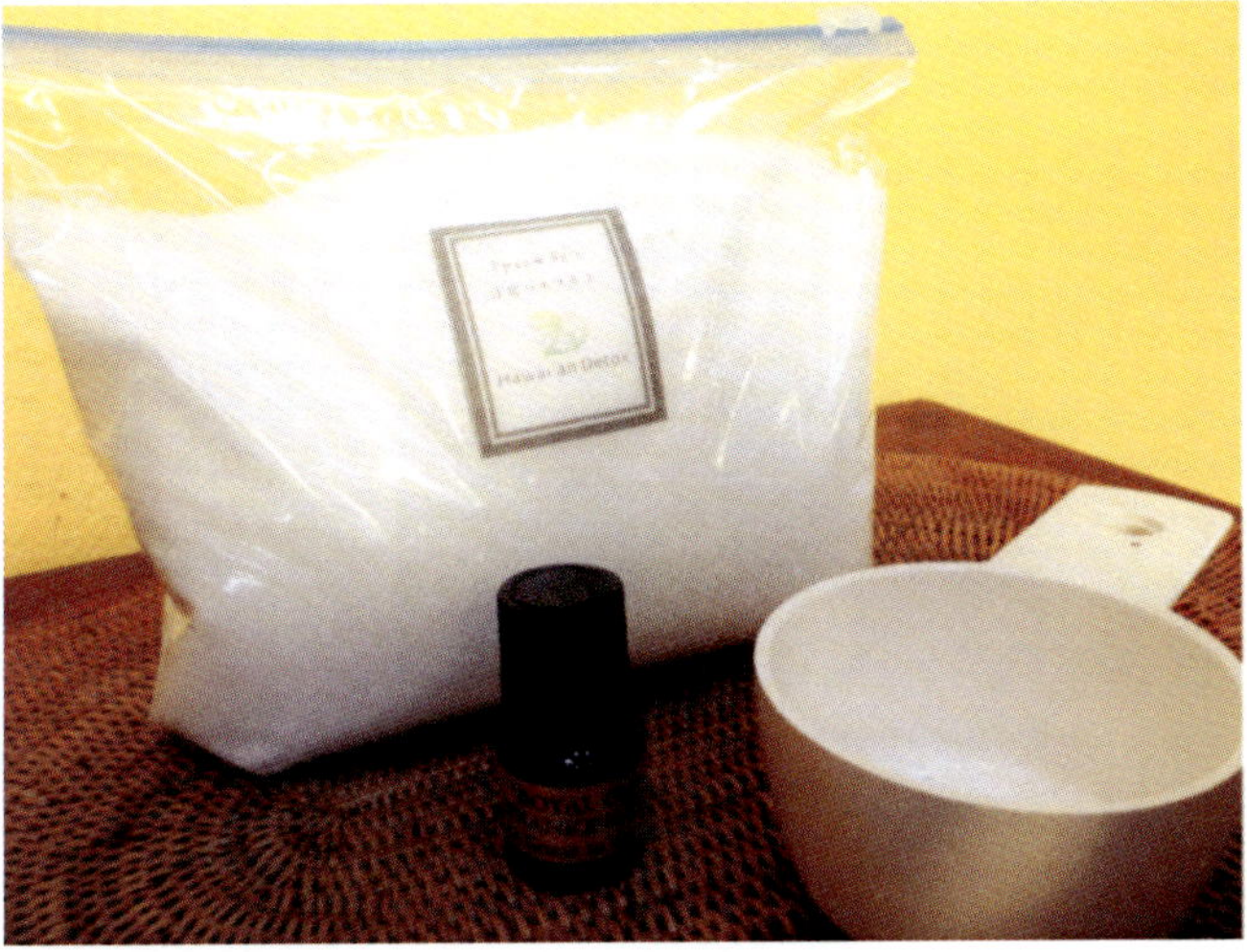

●材　料

エプソムソルト —— カップ1杯
フランキンセンスアロマオイル
—————— 7滴
すりおろしたショウガ汁
——— 1テーブルスプーン

●作り方

海外では入浴剤としてポピュラーなエプソムソルト。実は塩ではなくて「硫酸マグネシウム」のことで、海水や鉱泉に含まれる成分です。身体から毒素の排出を促進し、酵素を活性化させる働きがあります。

エプソムソルトが入ったミネラル風呂は打ち身、ねんざの回復を早め、肌からミネラルを吸収、毒素を排泄することを助けます。ネガティブなエネルギーをもらってしまった時のオーラの浄化風呂としても有効です。

HAWAIIAN DETOX RECIPE 6

リラックス＆美白効果あり
フランキンセンスレズン呼吸

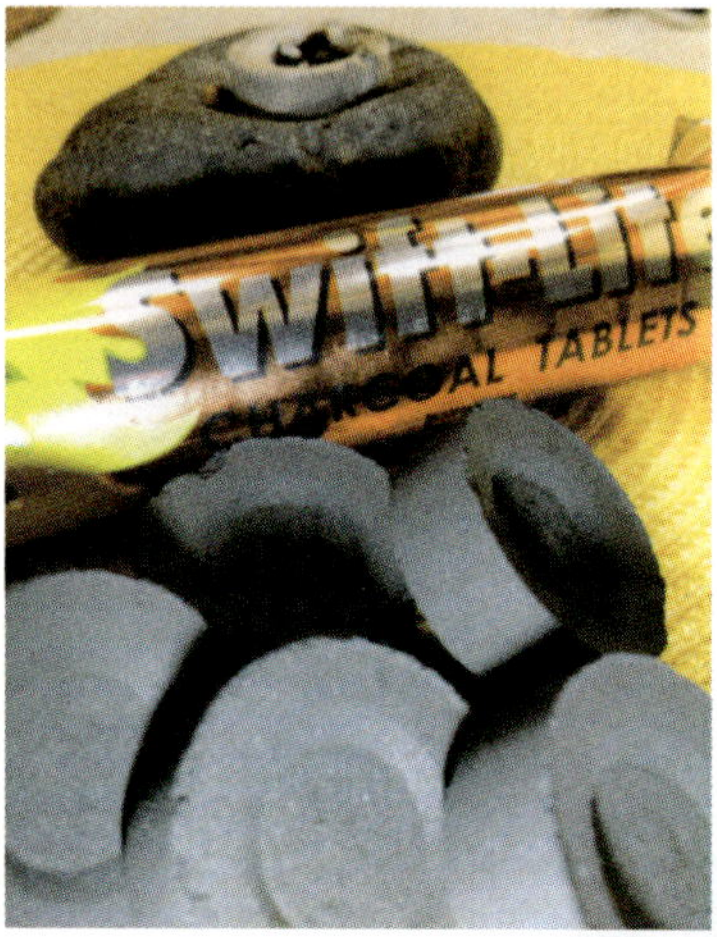

●材　料

チャコール（HDでオススメのもの）
――――――――10個入りの1個使用
フランキンセンスレズン ――1回数粒
耐熱のための石や皿

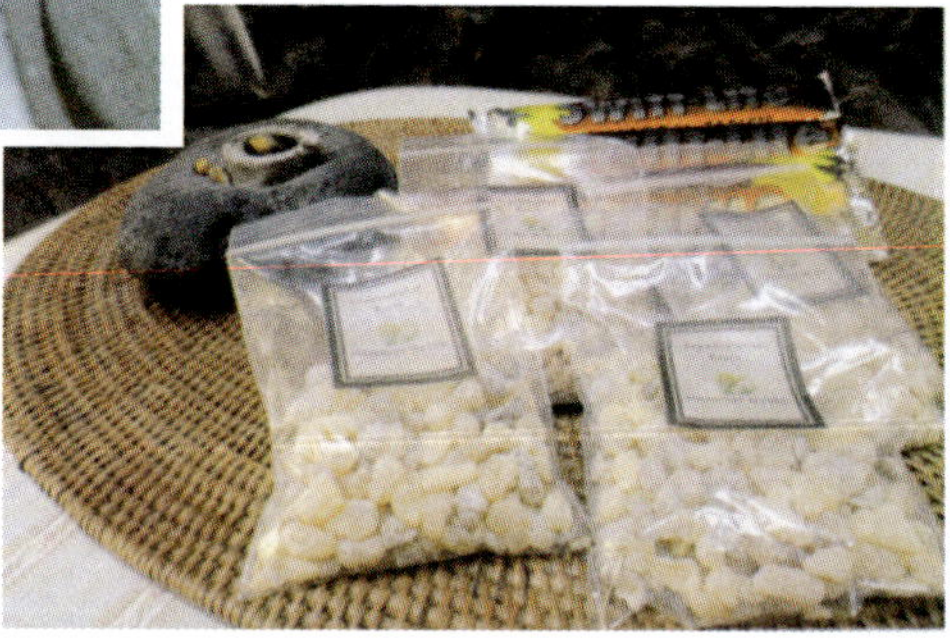

●作り方

耐熱ガラスや石の上に、よく熱したチャコール（小）を置き、フランキンセンスレズンを数粒落とし、その熱で溶かします。溶けるとフランキンセンスから煙が出てくるので、その煙から漂うフランキンセンスの香りを鼻から吸って、吐いての、深呼吸を繰り返します。鼻から吸い、数秒ホールドし（止め）て、鼻から一気に吐ききり数秒ホールドすることを繰り返すと、内臓をマッサージする効果も。

フランキンセンスには神経鎮静、リラックス効果、シミ、しわとりの美肌効果があります。静謐なフランキンセンスで呼吸をすると、眠りが深くなり、安眠効果も期待できます。レズンとは樹脂の固まり状のこと。

ハワイアンデトックスの道具たち

愛用の道具たちもデトックスのサポーター

●レモン絞りマシーン（cuisinart）

1人1日約2～3個使用するので、大人数をさばく時はマシンが必要（手前は手絞りのレモン絞り）。

●ジューサー（juicer）

低速圧搾スタイルのジューサーであれば回転熱によって酵素を殺すことなくジューシングができます。ヒューロム社では2～3万円のお手頃価格のものも。

●ブレンダー（blender）

冷凍フルーツも瞬時にスムージー状にしてくれるパワフルなバイタミックスはブレンダーの王道。一度に5～6杯作れるうれしいビッグサイズ。野菜スープづくりも楽しめます。

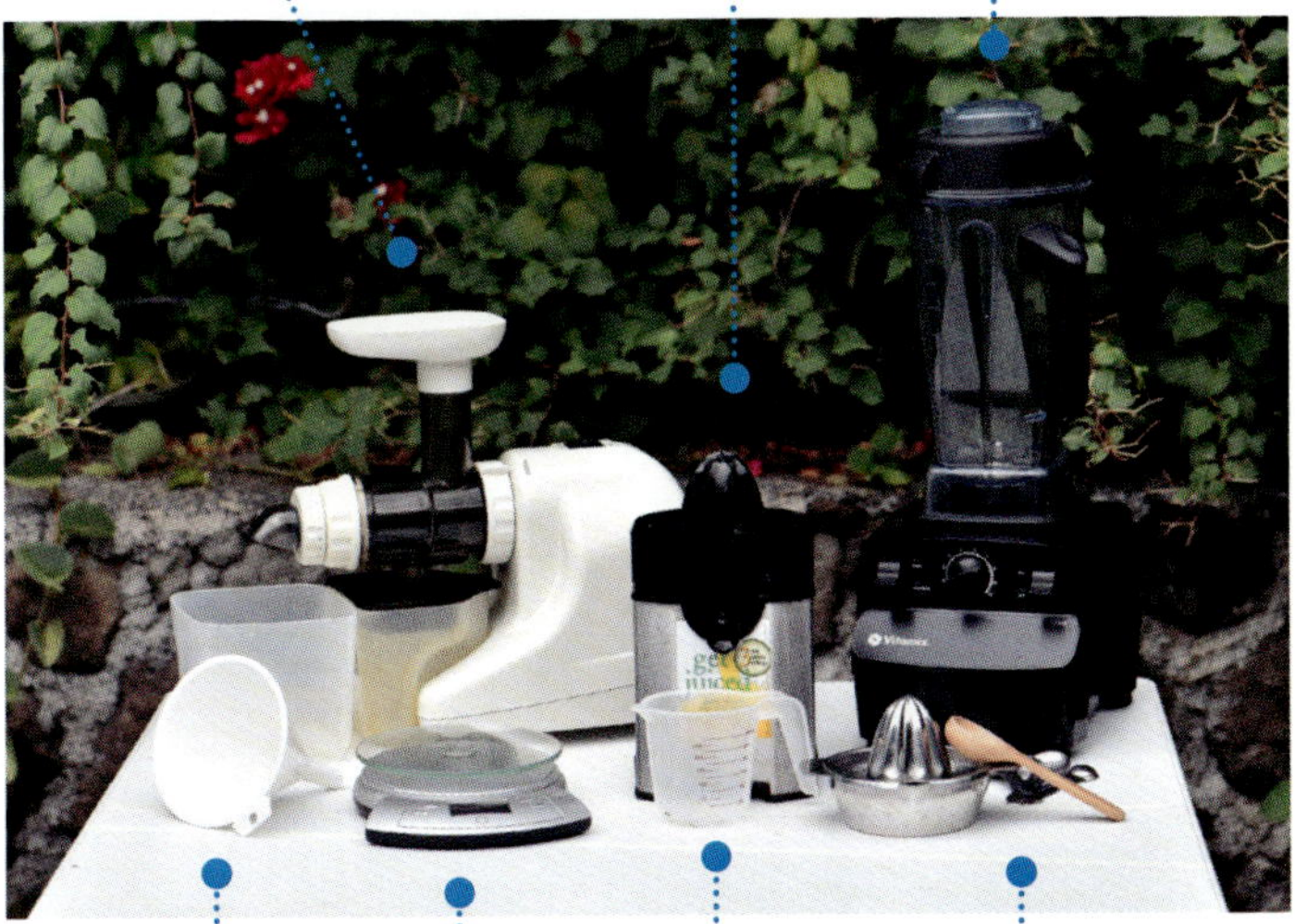

じょうご

計量カップ

デジタルスケール（計り）

計量スプーン

スムージーに入れるのにおすすめ
ハワイアントロピカルフルーツ

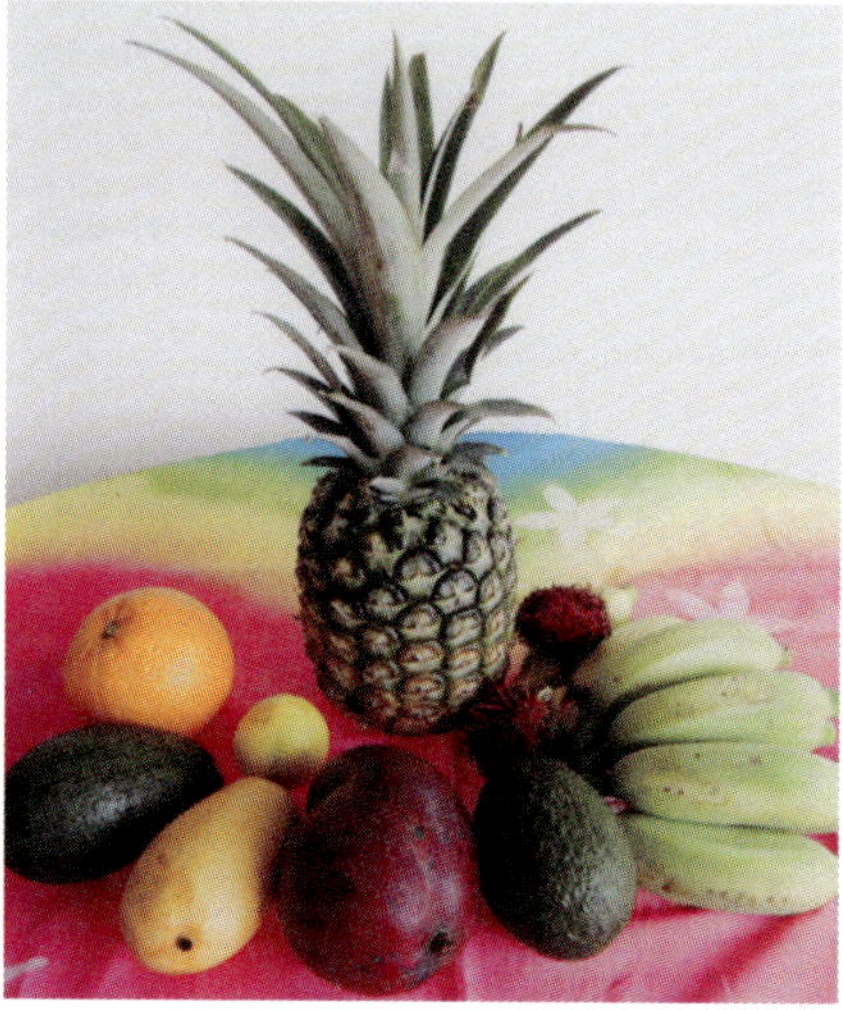

■オレンジ　食物繊維が豊富に含まれ、朝飲むと便秘解消に最適と言われています。

■アボガド　「森のバター」と言われる、血液をサラサラにする脂肪分が特徴で、コレステロールを減らす不和脂肪酸が主体なのでとても健康的。便秘予防にも最適と言われています。

■パイナップル　生のパイナップルの果肉の中にはタンパク質分解酵素ブロメリンがあって、これが、肉類を食べたあとの消化を促進すると言われています。

■マンゴー　良質のビタミンAを多く含んでいて、糖度が高い割にカロリー控えめで、これがマンゴーが「果物の王様」と言われるゆえん。

■ランブータン　甘くジューシーで味はライチ似。ビタミンC・鉄分・カルシウムが豊富に含まれています。

■レモン　優れたアルカリ食品。クエン酸を含み、代謝がアップするので、無駄な老廃物が排泄され、脂肪が燃焼しエネルギーになると言われています。

＊スムージーに入れるのにオススメハワイアントロピカルフルーツ

ハワイには簡単に手に入るトロピカルフルーツがいっぱい！　一般的なハワイのフルーツはパパイヤ、マンゴー、リリコイ、バナナなど。季節によっては、フューシャピンクのドラゴンフルーツやサツマイモのような密の味、緑のツンツンした形のサワーサップなど、トロピカルで栄養価の高いものも楽しめます。また、パパイヤには消化のサポーター酵素もたっぷり。

スムージーには、そんな中から3種類をセレクトして入れるようにします。糖分控えめのものを選べばダイエットに適したスムージーになりますよ。

なお、トロピカルフルーツが手に入りにくい時は、イチゴ、キウイ、バナナなどの果物を代用してもＯＫ。ただし、カラダに毒のない有機のものをセレクトしましょう。

*重要アイテム・海水ソリューションのヒミツ

ディープシーソルトを、いいお水とフレッシュレモンのスペシャルな配合でまぜて作るのがハワイアンデトックスの主役ともいえる、海水ソリューションです。お水とフレッシュレモンと海水の黄金の配分レシピは62ページのレシピの項目をご覧くださいね。

ここでは、そのパワフルな効果のヒミツをお伝えしたいと思います。

※他のお塩でやる場合はこの比率はあてはまりませんので、ご注意ください。あくまでコナディープシーソルトでの配分となります。

●一切、毒に触れていない自然のサプリ！

あらゆる生命の母である海……。海水は実際に人体（血液）と各種ミネラル成分の割合がよく似ていて、私たちの体に必要な微量元素や、さまざまなミネラルがバランスよく含まれています。

ハワイアンデトックスでは、最高の効果を得るために、ハワイ島コナより直輸入のオリジナルディープシーソルトを必ずご使用くださいとお願いしています。もちろん日本にもすばらしい天然塩がたくさんあるのですが、あえてお願いしているのには理由があります。

南極・北極付近では、海水

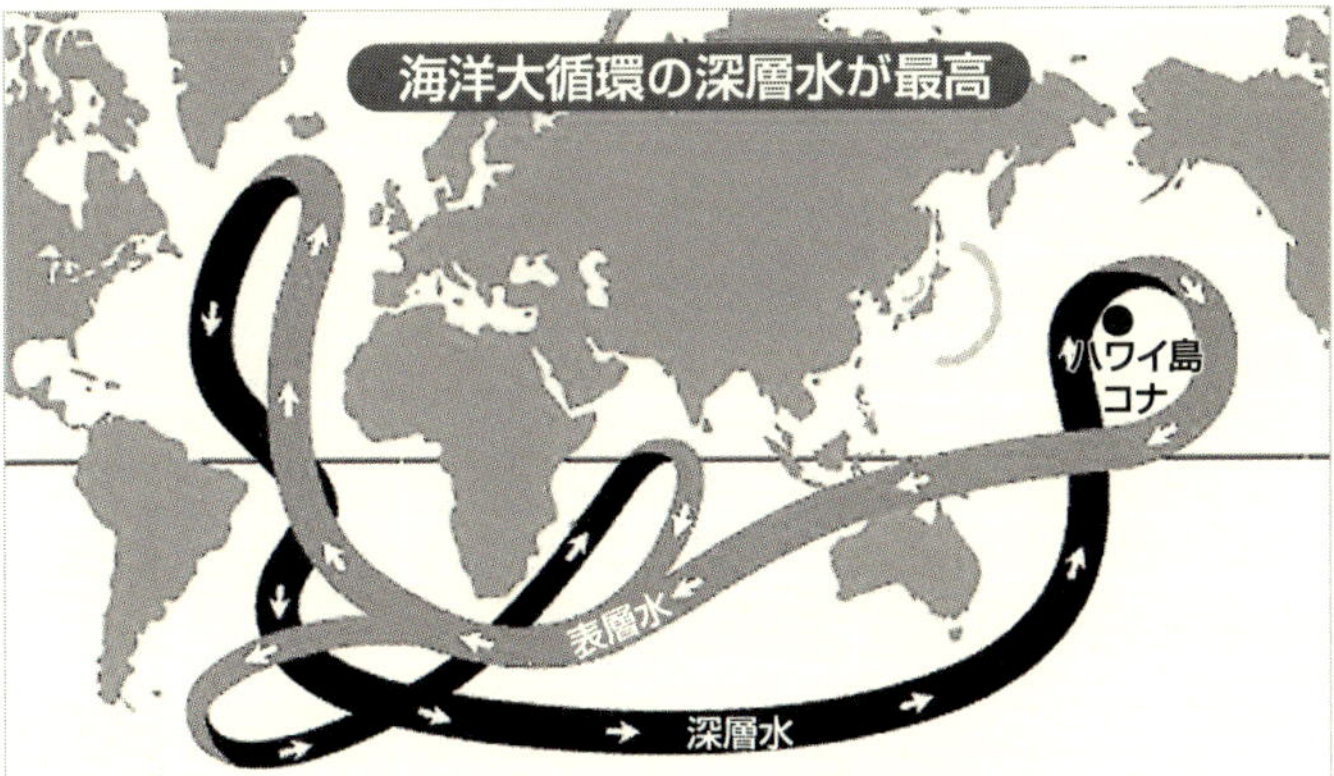

株式会社高陽社サイトより転載

水深数千メートルの海底を約2000年かけてハワイへとやってきては、また2000年をかけて戻って行く海洋大循環。ハワイ島コナ沖は、この海洋大循環の、熟成した深層水が表層へと一気に湧き上がってくる、世界に類のない条件のよい湧昇域です。

が0度近くに冷やされ、氷結していきます。凍らずに残された海水は温度が低く塩分濃度の高い「重い」海水となり、この重い水は、水深1000メートルを超える深海まで、深く沈み込んでいきます。

　そしてこの重い海水は、一度も日光に触れることなく数千メートルの海底を流れ（深層海流）、約2000年もの悠久の時をかけて、大西洋からインド洋、さらに太平洋まで約5万キロメートルの旅を経て、ハワイ島コナ沖で一気

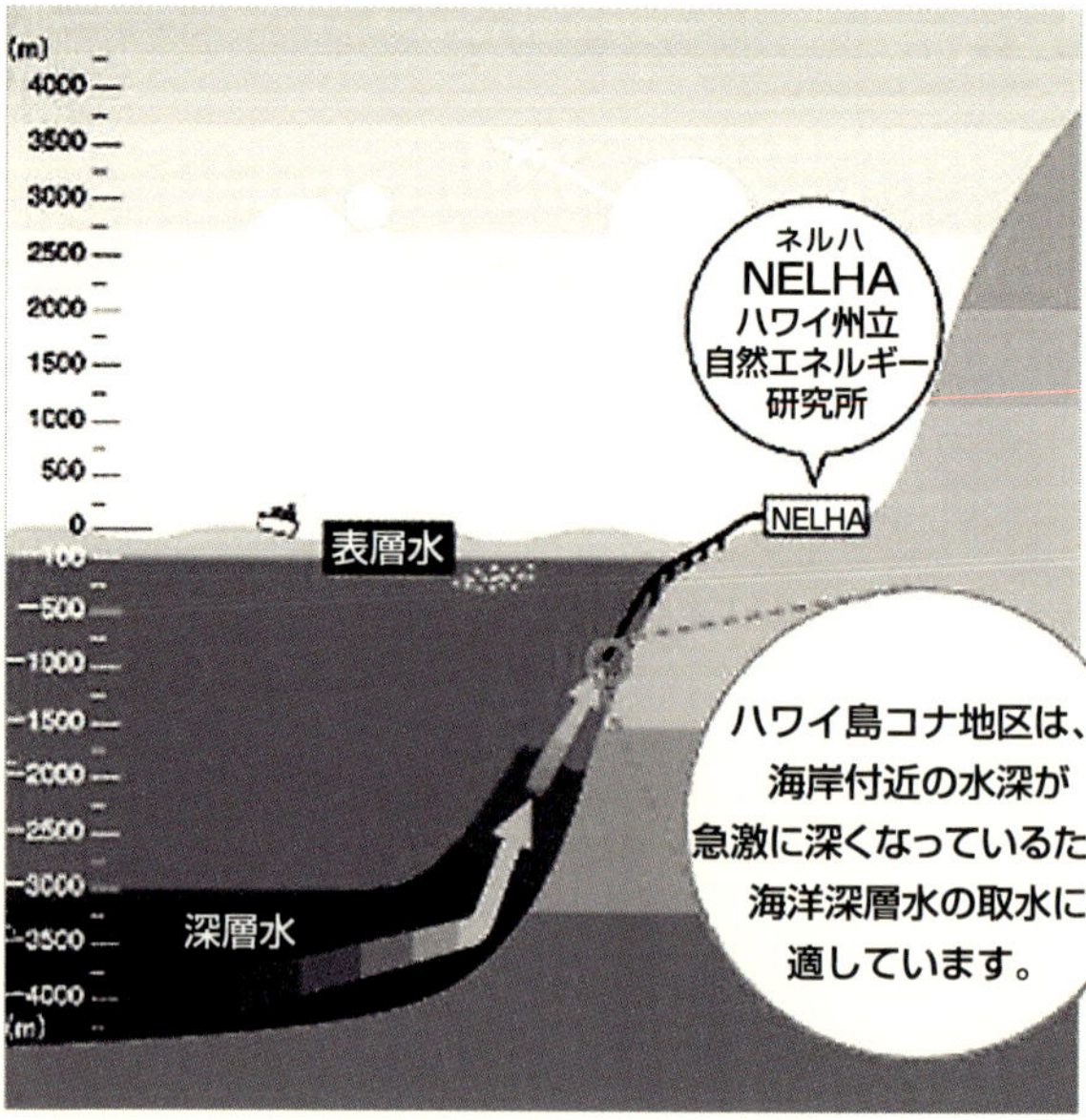

株式会社高陽社サイトより転載

に湧き上がるのです。

ハワイ島ではかつては深層海洋水をくみ上げているラボから深層海洋水をいただくことができたのですが、近年では入手が困難となっています。そこで、現在はこのハワイ島コナ沖約1キロメートル、水深675メートルからくみ上げられた海洋深層水を、照りつける太陽の光と爽やかな涼風の下、塩田でじっくりと天日干しにして乾かした後、対流式オーブンで余分な水分を取り除き、ベタつきをほどよく抑えたフレーク状の100％コナディープシーソルトを使用しています。

深海ではミネラルを食べてしまう植物プランクトンが生息できないので、表層水よりもミネラルが豊富なのが特徴です。

また、人間社会からの生活排水や環境汚染、心配される放射能汚染なども遮断された中、マグネシウム、カリウム、カルシウムなどがバランスよく含まれる天然の海塩は、まろやかで美味しく、しかも栄養満点！ まさに自然のサプりと言えるでしょう。

なお、天然塩は水を飲めば体内の塩分が薄まり尿として排出されるため、摂取過多の心配もありません。

●感謝の波動でおいしくまろやかに！

水は情報を伝達する媒体であり、私たちのエネルギーや意識に反応することは、『水からの伝言』の著者として知られる故江本勝さんの研究もあって世界的に有名となりました。

私たちのカラダを隅々からお清めしてくれる、地球の恵みがたっぷりつまった海水ソリューションを飲むときは、カラダの中の約13メートルのパイプがきれいにお掃除されている様、自分がクレンジングされてきれいになっていく様をイメージし、感謝の波動をしみこませて、感謝とともにいただいてくださいね。

感謝の波動を受けて、海水ソリューションはさらにまろやかさを増して波動が高まり、おいしくなります。

●飲んだ後にやってくるトイレタイム

海水ソリューションに含まれるにがり成分が下剤効果を発揮して、飲用してから早い人で約1～2時間後にトイレタイムがやってきます。ただ、それが遅れても焦りは禁物。人それぞれ違うので比較する必要はありません。体調、体質によってはトイレタイムがなかなか訪れないケースも。

＊フルーツスムージーのヒミツ

お水の代わりに栄養補給できる材料を使う

フルーツスムージーは、水の代わりにアーモンドミルクをベースにするのでとてもリッチ。さらに水溶性で水の中で10倍にふくれる繊維質が豊富なチアシードや、良質の脂肪酸フラックスシードを加え、カラダに必要な栄養をしっかり補給することが可能なパワフルスムージーになるのです！

牛乳はNG→アーモンドミルク（生アーモンド水）の恵みを

牛乳を使うのは絶対にNGです。また豆乳のこってり味が苦手という人も多いため、ハワイアンデトックスではアーモンドミルクを使用しています。生アーモンドは1日4粒食べればガンにならないと言われるほど、ミネラル豊富なアルカリ健康食品です。

おなか持ちをよくするチアシード

本断食と違い、空腹感と戦わずにすむのが特徴のハワイアンデトックス。フルーツスムージーには、水溶性で水に浸すと10倍に膨らみゼリー状になるチアシードを入れます。それでも空腹感がある人は多めに入れてみてくださいね。おなか持ちが断然よくなります。

ちなみに、チアシードはサルビア科の植物の種で、良質の脂質やタンパク質、繊維質が豊富です。空腹感の解消だけではなく、腸の働きを刺激し、便秘改善を促すので、ダイエットにも有効です。

健康維持に必須のフラックスシード

亜麻仁を意味するフラックスシードは良質の脂質、繊維、タンパク質が豊富。オメガ3脂肪酸や高脂肪酸が豊富に含まれ、乾燥肌、生殖器機能やホルモンバランス、免疫力、循環器、消化管や腸機能、妊娠中の栄養補給、神経系の健康などに効果がある、健康維持に必須な良質の油。

古く酸化した油は内臓の機能を低下させ、酸性化のカラダに。ふだんから必須脂肪酸が摂取できる、アボガド、亜麻仁油、オリーブオイル、オメガ3などを1日ティースプーン2杯程度とることをオススメします。

栄養＆酸素補給⇕解毒もできるスピルリナ

スピルリナは藻の一種で、緑色をしたパウダーやタブレット状のものが主流です。タンパク質、ビタミン、ミネラル、食物繊維、アミノ酸、クロロフィル（葉緑素）を豊富に含み、カルシウムは牛乳の26倍。鉄分はほうれん草の58倍、生ビーフの肝臓の28倍。

抗酸化作用が高く、栄養が濃縮している点で食糧危機時の保存食にも最適と言われています。その実力は酸素吸収を助ける最も優れた食品としてＮＡＳＡが宇宙ステーションで育てようとしたほど。スピルリナは放射能汚染対策にも適し、解毒効果があります。こちらもふだんから1日、ティースプーン1杯程度をとりましょう。

その他必要に応じて、入れると良いもの

●ビーポーレン（蜂の花粉）小さじ1杯→栄養価が高く、ヤル気&長生きのサポートに。

●ローカカオパウダー小さじ1杯→抗酸化作用が高く、ビタミン、ミネラルが豊富。

●グリーンパウダー小さじ1杯→カロチンやビタミンC、ミネラルの補給&解毒作用アップ。

安全な材料にこだわればカラダが気持ち良くなる

朝だけフルーツスムージーは半日断食に匹敵します。野菜不足の時は青野菜を混ぜたグリーンスムージーに。安全な食材を重視するならすでにブロッコリやケールなどのオーガニック野菜がパウダー状の「グリーンパウダー」を。

一度体験したら、わざわざカラダが重くなったり、疲れたりするような朝ごはんをとることはなくなるはずです。

＊夜のお味噌汁には酵素がたっぷり

良質な味噌には酵母菌（善玉菌）が生きています。防腐剤や調味料などが使われていない天然の味噌を使用しましょう。発酵食品にはカラダに必要な栄養素（7大栄養素……タンパク質、炭水化物、脂肪、ビタミン、ミネラル、繊維素、水）とともにカラダにとって大切な酵素がたっぷり含まれています。酵素は消化、呼吸、排泄に至るあらゆるプロセスに関係していて、カラダをつくり活動エネルギーを生み出し、代謝を高める大切な役割を果たします。

また、味噌の原料となる大豆に含まれるイソフラボンは、カルシウムの流出を防ぎ骨を丈夫にしてくれるのと同時に、女性ホルモンのバランスを整えるため、更年期障害の軽減も期待できます。つまり、味噌は女性が若く健康でいるためには欠かせない食品なのです。

さらに、わかめやネギ、野菜などを加えることで、カラダをアルカリ性に保つことを助けてくれるバランスのいい栄養食品です。放射能汚染の心配の高いシイタケ、昆布にかわり有機のショウガでだしをとるのがハワイアンデトックスのスタイルです。

また、広島大学の渡辺教授によって、味噌にはその強い抗酸化作用によって放射能を無毒化する、解毒する力があるという研究結果が出ています。胃がん、乳がん、大腸がんを抑える働きもあるそうです。

＊ハワイアンデトックスによる好転反応

パワフルな毒出し、ハワイアンデトックスによって、中にはだるさ、眠気、寒さ、頭痛などの好転反応を経験する人もいらっしゃいます。特に酸性に傾いたカラダの人はショック状態に陥ってしまい、すべてシャットアウトして眠りっぱなしになるなんていうケースも……。「すべては良きことのために」と信じて、嵐が過ぎ去るのを待ちましょう。

例えば、あるガン専門医は、日々の忙しさと頭の使い過ぎのせいか、海水ソリューションを飲んだ後、激しい頭痛が2日間ほど続きました。微熱とともに意識が朦朧として、一切のものを口にできなくなり、昏々と眠り続けたのです。ところが、人間の潜在意識とは本当に奥深く素晴らしいものです。3DAYSのデトックスでは、潜在意識が、3日間で出せるだけの毒素を排泄すると決めているため、ほとんどの人があらかじめ予定していた日数のうちに、どんな好転反応もおさまり体調が回復してしまうのです。

また、デトックス中はカラダの細胞レベルからどんどんゴミ出しされると同時に、細胞レベルに記憶された感情も一緒にお掃除されていきます。それにともない、もしかすると見ないようにしてきた日常の怒りや悲しみ、無価値観などが浮上してくるかもしれません。

そんな時は、それをすべて浄化するように、浮上してきた感情に寄り添うように一緒にいてあげることで、感情もクレンジングされていき、トータルなデトックスが加速、相乗効果となります。

Attention〈注意事項〉

① お子様は8歳から可能です。お子様の肌の問題や放射能汚染からの保護のためにぜひトライを。ただし、海水ソリューションは大人の半分にカットしてください。

② 塩分取り過ぎが心配な方は医師とご相談ください（ただし、良質の天然塩は取り過ぎの心配はありません）。

③ 野菜やフルーツの産地にも注意を。安心な産地直送の有機の野菜を取り寄せることをオススメします。

④ スムージーに用いるアーモンドは生アーモンドを使用してください。

⑤ お味噌汁のだしは、安心したものが入手困難な昆布やシイタケより、有機ショウガでだすのがオススメ。

⑥ デトックス実践後はもとの生活に戻してしまうのではなく、普段から口にするものを、意識的に良質なものへシフトするとともに、朝はフルーツやスムージーのみの半断食ライフスタイルをオススメします。日々の積み重ねで毒出し体質に！

⑦

ハワイアンデトックスのサイトで販売しているハワイアンディープシーソルトを使い、月に一度はデトックス（1DAY~3DAY）を。

※一人ではくじけてしまいそうで不安という方は、ハワイを始め日本各地に誕生している認定ナビゲーター、提携サロンのもとで正しく行ってください。ハワイアンデトックスのサイトにナビゲーター一覧があります。

ハワイアンデトックスを体験して❶

SHさんの声（職業／ヒーラー・歌い手）
短期間で他のどの方法より優しく強力なデトックス

初の海水ソリューションは、即、体が喜ぶ爽快な味で、飲み進めると、日本からの長旅で緊張が残っていた体が、あれよあれよと緩んで心地良い状態へ……。更に、野菜ジュースやスムージーの美味なこと！　友璃香さんの心が、お味とエナジーに現れています。

期間中、細心の注意で見守られているので、安心で快適な体験となりました。今までもときどき、人参ジュース断食やマクロビ的な方法などでデトックスをしてきましたが、「ハワイアンデトックス」は3日間という短い期間なのに、他のどの方法よりも強力な上に体に優しいと感じました。終了後、体重が2kg程減り、ウエストラインが戻って来たのは嬉しかったです。また、日々の食事の量が減り、快便に……。

Iさんの声（職業／オフィスワーカー）

じっくり今の自分と向き合え、なりたい自分へ……

私は体験の途中からお水が飲めなくなり、嘔吐と頭痛と想定外にも涙が止まらず、正直、最初は苦しかったですが、溜まっていたものをすべて放出したかのように終盤はスッキリ。デトックスあけの食事（特に味噌汁とアボガド）が、とても美味しく感じられたのが嬉しかったです。終わった今も、呼吸法＆笑顔＆美味しい食事を心がけています。やはり、ハワイという環境で経験できたことは大きく、鳥の鳴き声、鮮やかな花々、波の雄大な音を、贅沢に味わえたのは一生の宝物。体験後、急に性格が変わるとか、良いことが突然訪れるということではなく、あくまでも今の自分とじっくり向き合い、なりたい自分へと踏み出す、きっかけになる体験だと思います。

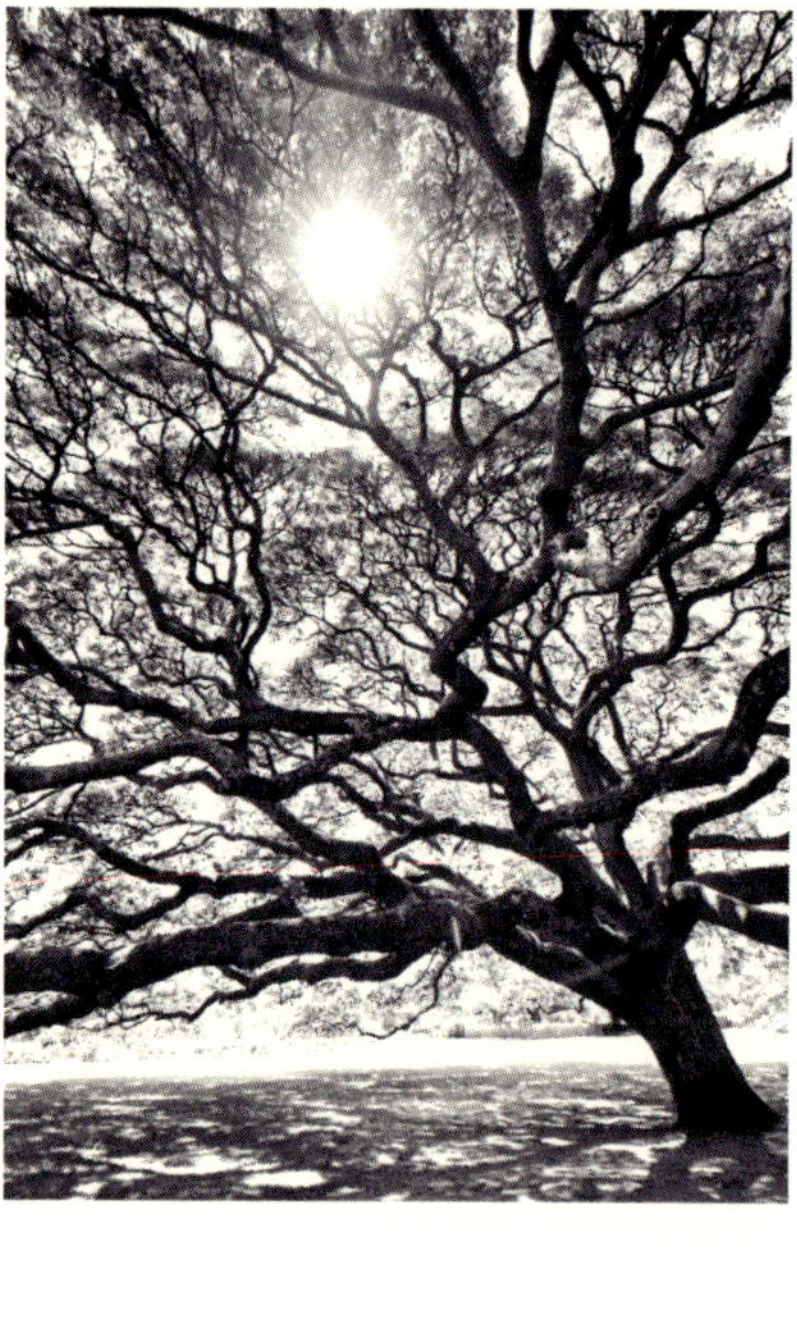

Chapter3

ハワイアンデトックス×《かける》
瞑想ココロデトックス

＊幸せの基準

「あなたは幸せですか?」

という問いに、たいていの人は笑いながらはっきりと返事をしなかったり、「いいえ」というリアクションをとったり、曖昧な空気が流れました。

「さて、あなた自身は幸せですか?」

これは、数年前あるイベントでご一緒した、内科の医師でありながらパワーストーンを用いた癒しについても造詣が深い、H医師が「人が自分らしく輝いて生きるために知っておきたいこと」、というタイトルで行った講演のひとこまです。


H医師は、「幸せですか?」という問いに曖昧な空気を漂わせる会場に向かって、彼が治療したある患者さんの話をしました。まだ幼い小学生のガン患者さんの話で、お父さんお母さんと一緒の生活もままならず、一人集中治療室で点滴を受け闘病生活を送っていたそうです。

その患者さんの望みは、「元気になったら、お父さんお母さんに抱きしめてもらいたい。もう一度元気になって、美味しいお母さんのご飯を食べたい」というもの。その願いを胸に一生懸命辛い治療を乗り越えたそうです。

そのかいあって退院できることになった患者さんは、H医師に、「みんなとおなじように普通に生活ができるなんて私はとっても幸せです！」と輝く笑顔で挨拶をしたというのです。

「あなたは自分が100％幸せだと言えますか？」

その話をした後、H医師は再度、先程の数名にマイクを向けて尋ねました。すると、全員が居ずまいを正して「はい、100％幸せです」と答えました。

私たちはこうして、ちょっと視点を変えるだけで、100％幸せと言える心づくりをすることができるのです。

私たちはとかく、今ある豊かさや受け取っているものに感謝するよりも、足りないものや、欠けているものにフォーカスを当てる癖があります。でも、実は、それこそ単なる癖なだけなのです。

そういう癖があると、どんなに良いことが起こっても、欠けている点や、足りないところに目が行ってしまい、何があってもノー、「まだ足りない、足りない」と言い続けてしまいます。

一方、今ある豊かさに気づき、感謝の心を育むことで、周囲がどうであれ関係なく「100％幸せ」と言える自分になることも可能なのです。

言いかえれば、何も起こらない人生などありません。何が起こったとしても、それをどう意味付けするかは自分の頭の中、マインド次第だということです。

高望みをして足りない部分を見続けるか、ちょっと幸せの基準をシフトさせて今ある豊かさに気づけるかが、人生に成功と喜びをもたらす大きな違いになります。

だから、いつなんどきも、自分のココロ、そう、マインドをチェックして、ネガティブに、悪いように考える癖があるなら、きちんと撃退しておくことが幸せの近道となります。

さあ、今のあなたのココロはどのような状態ですか？ 今のあなたは幸せですか？ と、まずは自問自答をしてみましょう。

今ある豊かさへ、心から「ありがとう」と感謝の気持ちが湧いてきた時、人は自らの力で最も高いレベルに光輝いているのです。

＊細胞を元気にする言葉

●笑う・ほめる・ポジティブ・感謝の言葉でパワーアップ
私たちのカラダをつくる細胞の一つ一つには英知があり、常に指示を出さなくても、心臓は心臓の役目を１００％果たし、皮膚の細胞は皮膚をちゃんと28日周期で形成します。そんな細胞に宿る知性をより元気にする方法があります。

それは、「笑う」「ほめる」「ポジティブな言葉」「感謝」という方法。これらの波動は細胞レベルを強め、情報伝達をスムーズにします。逆に細胞に本来備わる力を弱めてしまう方法もあります。それは、めそめそ、クヨクヨなどの「ネガティブの言葉や感情」です。

普段から「ありがとう、感謝します」、「嬉しい、最高、うまくいっています」など、ポジティブな波動の細胞を元気にする言葉を使うことを意識するようにします。

「嫌い、ダメ、自分なんか無理だ」という、自身の細胞を弱め、情報伝達が不調になるネガティブな言葉はＮＧ。情報停止により細胞同士が切れ、やがて病気という症状として出てきます。発する言葉には大きな影響力があるのです。ネガティブな言葉がつい飛び出たら、「キャンセル！」と言い、即ポジティブな言葉へ変換を。

●感謝＝祈るよりパワフルな波動へ

ここで、あなたの波動をポジティブにパワフルにするエクササイズをしてみましょう。

方法は簡単で、３分間の間、「ありがとう。感謝しています。すべて最高です」と、心をこめて、口に出して言うだけ。

感謝することは、祈ることよりパワフルで高い波動の状態になることを助けてくれます。この言葉たちを発することによって、自分自身のココロも浄化されて、軽やかになることを体験するでしょう。

そして「ありがとう。感謝します。すべて最高です！」と、発すると同時に、あなたの夢を具体的にビジュアライズするのもオススメです。

夢を実現化するためには、鮮明にイメージすることがとても大切。イメージしながら同時に、「ありがとう、すべて最高です、すべてうまくいっています」と実際に口に出すことで、波動の先取りができます。感謝の言葉の高い波動に自分をセットすることで、ふさわしい現実を引き寄せることができるんですよ。

＊今を楽観的に生きる

どんな時も、「起こることは、すべて良きことのために起こっている」という宇宙の法則を信じていると、何が起きても動じない自分をつくる助けになります。

「最低最悪」と思える出来事がたとえ起きたとしても、振り返ってみたら、あのおかげで今の状況があると思えることも多々ありますよね。

実際に起きていることは、良いも悪いもない、単なるニュートラルな出来事なのです。０の状態に自分の頭の中のマインドが、勝手に過去のデータや周囲の反応などから意味付けをしてしまっているだけなのです。それぞれ、ものの見方や捉え方は違うし、何が正しくて何が誤りということも実はありません。だから、思い切って、起こる現実に意味付けし、一喜一憂するのを止めましょう！

心の平和のためには、次のマントラがとても役に立ちます。

「周りで何が起こったとしても、私は心の平和を選択します」

自分には心の平和を選択する力があると宣言し、周りには自分の平和をかき乱すパワーを与えないことです。

＊ヨガと呼吸と瞑想

●しなやかなカラダとココロと笑顔を

日本と同様に、ハワイ島でも老若男女のローカルの多くはヨガを日常に取り入れ、ココロとカラダのメンテナンスをしています。

年齢に関係なく、しなやかなカラダを持っている人はやはりしなやかなココロ、やわらかな笑顔をお持ちのようです。

数年前、私もコナにある優れたコナラニ・ヨガアシュラムで、30日間のヨガ修行をしてきました。そこではヨガは単にカラダをやわらかくするため、カラダに良いからという理由を超えて、魂の成長を助ける大きな流れの中の一部なのだということに気づかされました。

ヨガスートラ（教典）によると、ヨガという言葉は「思考の波の静寂さ、ココロの静寂さ」と定義されています。ヨガは様々なアーサナ（ポーズ）をとる肉体的なものというより、実はココロに取り組むもの。肉体の中でココロのポーズをとることで、ココロは強く浄化されます。

カラダと呼吸、ココロの調和をとることで、意識を変えるというヨガには、現代生活で蓄積されたストレスや緊張感を解放し、誰もが自分の中にある静穏さを経験できる手段なのです。

ハワイではあまりにも外の環境、景色が美しいので、海を見ながら木陰で行うビーチヨガや公園ヨガなども人気です。

●呼吸と瞑想

リラックスしたい時には深呼吸をするように……と言われるように、瞑想をする上でも呼吸は大切な役割を果たします。

呼吸はカラダ的なレベルでは、私たちをリラックスさせ、ココロ的なレベルでは、神経系を鎮静しマインドを鎮めます。

私たちは緊張して不安になると、呼吸が浅く速くなります。私たちのココロと呼吸は密接につながりを持っているのです。

呼吸は単に空気を吸って吐くだけでなく、マナ（日本語の気＝生命エネルギー）を取り入れることを助けます。

瞑想することによって、普段私たちが外の世界に向けている意識を、自分の内面に向けることができます。

日常生活を送る上で、外の世界やまわりで起こっている出来事に完全に振り回されている私たち自身を、瞑想することにより、そこから自由にして、揺れ動くマインドや感覚を超えたところに存在する私たちの本質を経験するのです。

私たちの幸せと安心は、外の世界の事柄にあるのではなく、自己の内側に存在するもの。本質とは深い喜びを経験している状態です。

例えば、アイスクリームが大好きで、食べる喜びを感じるからといって、たくさん食べれば食べただけ、幸福度数がアップするというわけではありません。なぜなら、幸せはアイスクリームにあるのではなく、私たちの内側に存在するものだからです。美味しい、幸せと感じる、その感覚、歓び、うっとり、ほっとする、そんな感覚のなかにあるのです。

瞑想とは内なる自己の喜びにスポットライトをあて、自分を全開にすることです。幸せは外の世界にあるのではなく、自分の内側にあると知ることで、ものの見方や人生そのものの質が変わっていくのです。

というわけで、瞑想の実践は「100%幸せといえるココロづくり」とも言えるのです。そう知ると、あなた自身も、自分の内側を旅できる瞑想に興味が出てきたのではないでしょうか。

瞑想の実践者は幸福感が高い、心拍数が少ない、血圧が低め、ストレスや憂鬱感も軽減するという結果が出ています。

また、瞑想をするには、よい師が必要だといわれます。その存在を通して導いてくれる師の元で、やり続ける決心をして規則正しく続けることで、少しずつ体得していくことのできるものと言われます。

＊幸せ度アップ 日常に瞑想を

●さあ、瞑想をしてみましょう

楽な姿勢をとり

内なるフォーカスと共に

呼吸をしてオープンになりましょう。

自分自身とつながる時間と場所は、神聖なものであり、静謐《せいひつ》な空間と時間を持ちましょう。
絶え間なく動くマインドを置いて
安定した呼吸を繰り返すことにフォーカスをしながら
呼吸をみつめていきましょう。

多くのヨギや瞑想家たちは、「自分は何者なのか」という問いかけに、何千年も瞑想をして答えを見いだそうとしてきました。そして賢者たちは、私たちが求め続けている幸福は私たちの外側には存在しない……ということを見つけたのでした。

たとえ、仕事で成功していて、健康の状態も良好で、ものをたくさん所有していても、それらによって私たちの苦しみや悩みが終わるということはありません。

瞑想により内なる自分に身を置くと、この世のどこを探しても、物質的な豊かさが永遠の幸福をもたらしてくれることはないということが理解できます。ヨガや瞑想の道は、真の幸福は内面の状態であるということを理解していくことなのです。

忙しく働くマインドのおかげで、ちょうど雲があると太陽の光もぼんやりして見えるように、視界が遮られて自己をはっきり見ることが難しい状態になります。

でも、大丈夫。呼吸やヨガ、瞑想をすることで、私たちは遮っている雲を取り去っていくことができます。

1日朝15分、夕方15分、自分の座を見つけて、自分の内側とつながる瞑想の時間を取りましょう。

ハワイ島では、目にも美しいサンライズやサンセットを眺めながら、深い呼吸を繰り返し、ココロを静かに落ち着かせ、マインドを鎮めていく、目を開けて行う瞑想もオススメです。

まずは、日常に瞑想タイムをもうけましょう。日々、少なくとも30分の瞑想の時間を持ってみましょう。

今、ここにあるものに身を任せて……。

ハワイアンデトックスを体験して❷

●KYさんの声（職業／飲食店勤務）

生理痛もなくなり、3キロやせてスッキリボディ

たったの3日で長年の生理痛とさよならできました。デトックスの目的は1減量、2生理痛の軽減。高校生時代から脂汗が出る程、生理痛が辛く薬を飲み続けていました。友璃香さんから、生理痛や生理不順はデトックスをして、良質な食事で治ると教わり、大好きだったお肉や、添加物系、白砂糖をとるのをやめ、サラダ中心の食事へ切り替えました。

体験後、立ち仕事で棒のようになる足が楽になり疲れにくい体へ。また、期待していた生理痛が解消。体重も3キロやせてスッキリボディに。表情が明るくなったと言われることが増え、確実に結果が出るデトックスなどのカラダケアが楽しくて、生き方にまで変化が出てきました。

●CMさんの声（職業／オフィスワーカー）
良質な食事で人生を変える、宝物のような体験

海水はきついですが、その後のトイレタイムは蛇口を全開にするように排出でききスッキリ浄化されました。思い出すとにやけるくらいの宝物の時間です。また、前後に行う血の検査により確実に解毒されていることが実感できます。

その後、朝食をフルーツに切り替え、生野菜を食べることが多くなりました。体に不必要なものを食べるのをやめられず、食べては自分を責めることを繰り返していましたが、この執着を、マクロビオティックやローフードのスイーツを作る情熱に変換できそう。入らなかったスカートも入るようになり、会社へ着て行く服装や仕事の仕方へも変化が出てきています。

タッピングやヒーリングもココロのデトックスには必要でした。

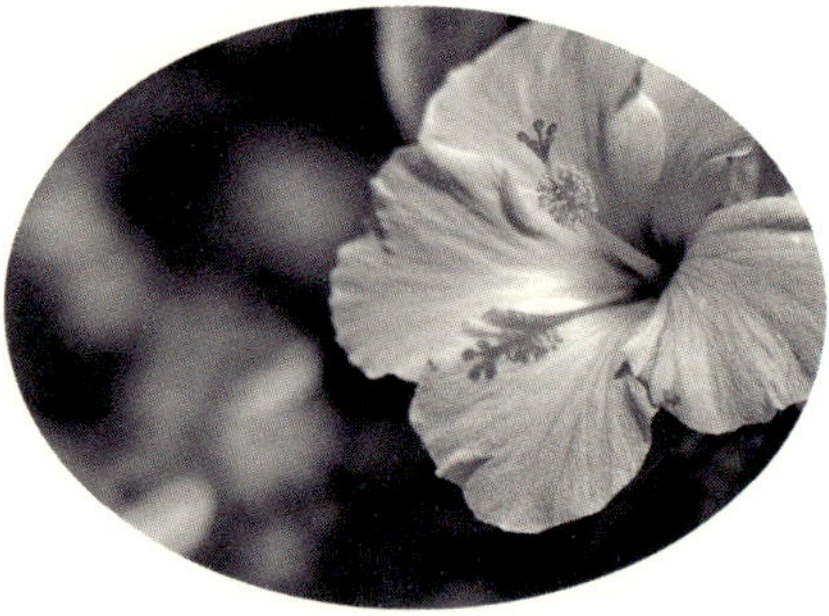

Chapter 4

自然のパワーを利用して
ナチュラルハワイアンデトックス

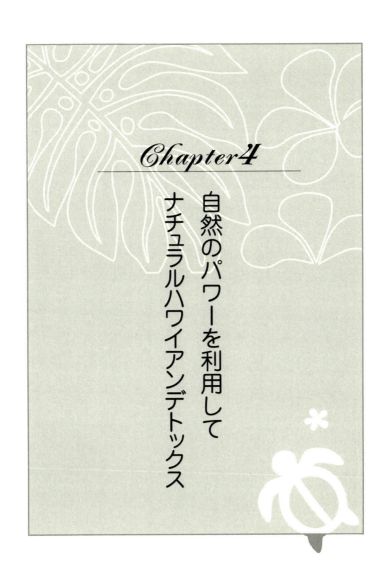

＊良いお水をたくさん飲みましょう♪

●酸性の水はNG　アルカリ還元水がオススメ

日本と同様に、私が暮らしたハワイ島サウスコナでも、蛇口から出る水道水をそのまま飲む人はほとんどいなくなりました。最近では、たくさんのペットボトルが出回っていますが、実はこれには要注意です！

アメリカで販売されている大手メーカーの水などは、PHリトマス試験紙をしていると黄色に変色する酸性の水も……。

私たちのカラダの内側はアルカリ性に保つ必要があります。酸性の水は酸化した水＝カラダを錆び付かせる＝老化させる水なのです。

私が水道水の蛇口につけて愛用しているのは、エナジック社のアルカリ還元ウォーターマシン。アルカリ水と酸性水に電気分解し、PH値を9・0にセットしたアルカリ還元水を使用しています。

アルカリ還元マシンには、チタンのプレートが何枚もフィルターとして使われており、それにより水のクラスターが活性化し、粒子も細分化するため、吸収が良く、いくら飲んでもおなかがタポタポしません。

また、酸性化した液体に混ぜればアルカリ性に還元する力が備わるため還元水と呼ばれます。飲料用の他、料理やシャワーにも使用。アルカリ度の高い水は不要な脂肪分や毒素排泄を助け、酸性への傾きをアルカリ性へ、血糖値や血圧を正常に戻す力もあると報告されています。飲むと病気が治ると言われる、フランスの山間にある不思議な力を持つとされる「ルルドの泉」のお水も調べてみるとＰＨ９だそうです。また最近では水素水に注目が集まっています。


ペットボトルのお水を飲む場合は、ボトルにＰＨ７・４と明記されているハワイ産のハワイアンスプリングウォーターを。マウナロアに降った雨が大自然と溶岩台地で濾過されたミネラルたっぷりのナチュラルな水です。酸性の水も市販されているので、意識的に水選びをしてください。

瑞々しい細胞を保つためには、1日カップ7杯程度の水を飲む必要があります。たくさんの水を飲めば、毒素を排泄する腎臓、泌尿器系、腸の働きを助けることができるのです。

また、特に東日本大震災以降、日本では気をつけなくてはならない問題の一つに放射能汚染の問題があります。できるだけ放射能汚染の心配のない水を選んで使用してください。

＊海水のマジカルパワー

●アトピーから救ってくれた海水

かつて私が日本に暮らしながらアトピーで悩んでいた時代、セドナへ旅をした時に出会ったギリシャ出身のヒーラー、ゼフィが、「あなたのアトピーは海水に浸かることが一番の効果です。毎日、15分でも海水に浸かっていれば、あなたのアトピーは改善されるでしょう」というメッセージをくれました。

確かにかゆみでかきむしった肌の表皮はダメージを受け、PHバランスも崩れていきました。イルカと泳ぐためにハワイ島へ、度々やってきていた私は、海水療法によって肌のバランスを取り戻し、また、リフレッシュすることで心身のストレスから解放され、一気にアトピーから抜け出すことができたのです。

海水に浸かることで天然の塩分により全身くまなく殺菌、消毒が行われ、さらに海水にはたくさんのミネラルが含まれていることから、アトピー肌を浄化することができたのでしょう。

海水にはカラダをほぐす癒し効果もあり、まさに、海水は私にとって救世主でした！

●海水でスピリチュアルクレンジング

古代ハワイアンの間でも、海水に浸かり自らを清め、祈りを捧げる浄化の儀式が行われていました。自宅付近の雨水をためておいて、儀式の最初に、海水に混ぜながら海水に挨拶し、海水を天日に干した岩塩をひとつまみ口に含み、カラダの中を清め、祈りと共に海水にすっぽり頭頂まで浸かります。

神聖な場所に植えられるティーリーフの葉を一枚、海の中で祈りと共に葉を一筋一筋裂き、糸状のものを、解放するもの、手放すものの象徴として海へ流します。自らを清め、邪気や疲れ、負の感情を母なる地球にリリースする儀式を定期的に行っていたのです。

海は全部をプラスに還元する力があると信じられ、海に背を向けて上がれば手放したものなどが全部戻ってくると言われ、海の方を向いたまま、後ろ歩きで浜に戻ってくるというのがしきたりでした。

また、湧き水も多い入江でも、静かな時間と共に、少しひんやりするクリアな海水で、自分の内側を洗い清め、オーラの汚れや重たいエネルギーもスッキリ解消することができます。スピリチュアルレベルでのクレンジングとなり、心身の不調を整理できます。

＊ナチュラルな砂風呂に挑戦

つい溶岩に目が行ってしまうハワイ島にも黒砂、グリーンサンド、白砂……などの色鮮やかな砂のビーチがたくさんあるのですよ。ぜひ、天然の砂風呂として利用しませんか？ 天然の砂風呂にはミネラルがたっぷりです。

太陽で温まった砂にカラダが横たわれるほどの穴を掘って顔だけ出し、砂に埋まって1時間程カラダを横たえます。発汗作用により、老廃物の排出、新陳代謝の活発化、血行促進、中性脂肪減少などに効果あり。入っている間は直射日光防止のため、ビーチパラソルなどを用意します。汗ふきや水をくれるアシスタントがいるとベストです。

砂風呂の後は十分な水分補給が必要。まずは、15分から30分からスタートし、次に3、4時間へ挑戦を。

とはいえ、ローカルのハワイアンがやってきて、「先祖の骨が埋まっているから勝手に掘るな」と注意されたという話も……。古代ハワイアンには墓という意識がなく、死者のスピリットは骨に残ると考えられ自然埋葬したそうです。歴史深いハワイ島には未だに、たくさんの骨が埋まっていると言われているので、ハワイで砂風呂をする時は、ハワイのスピリットに無礼にならないよう、くれぐれもご注意ください。

＊天然の岩盤浴を楽しもう

●溶岩でできたハワイ島は天然の岩盤浴

ハワイ島は溶岩でできた島。ハワイ島の主なビーチは溶岩ビーチです。私がイルカと泳ぎによく行くホナウナウ湾は、ペレの黒髪と呼ばれていて、それこそ黒い蜂蜜を流したような溶岩盤のビーチがあり、太陽が照りはじめる8時頃になると、多くの人が繰り出して来ます。

そして、太陽で温められた溶岩の岩盤にバスタオルを敷いて、日光浴やおしゃべりをしながら岩盤浴をし、透明な青い海に飛び込み、シュノーケリングや、ドルフィンがいたらドルフィンスイムをするというサウスコナのローカルのビーチスタイルがあります。

岩盤浴は、一般的に天然石を温めた時に起こる遠赤外線の放出を利用して、発汗や血液の循環を促進するものです。

最初にうつぶせでおなかを5分ほど温め、次に仰向けで5分程、それを何度か繰り返しながら、じんわりカラダの内部から温めて、ゆっくり発汗させます。岩盤からは免疫力を高める遠赤外線が放射されていて、自然治癒力が高まります。

●遠赤外線・マイナスイオン・太陽光、放射能ホルミシスなど効果たっぷりの天然岩盤浴

波打ち際には自然のマイナスイオンがたっぷり！

マイナスイオンとは、水しぶきの多いところに発生する、目には見えない物質で、カラダに酸素を摂取するサポートをし、リラックス効果やストレス緩和、血行促進、新陳代謝促進、疲労回復などの効果があると言われます。

さらに、ナチュラルな天然の岩盤浴では、太陽の恩恵も受け取ることができます。実は、少なくとも1日20分は太陽の直射日光を浴びることが、日々生活

する上で、これからの健康維持に必要と言われているのです。

たとえ曇っていても、太陽光線は雲を貫通することが可能なのでご安心を。太陽の波動によりカラダが急激な変化に対応できる能力を高め、DNAの変化にも大きな影響を与えると言われます。現在の私たちのDNAは、社会的にも環境的にも厳しい大変な日々と共に進化し、活性化していく時にあります。

毎日、輝きながら注がれる太陽の光をスピリチュアルな意味でのギフトとして捉える必要があるのです。

また、天然の岩盤浴には、放射能ホルミシス効果もあると言われます。放射能を大量に浴びると放射能障害やガンを引き起こしますが、ごく微量の放射線はかえって免疫力が高まり、細胞が活性化され、元気になると言われています。ナチュラルな岩盤浴では、遠赤外線とマイナスイオン効果で血液や汗がサラサラになります。大量の汗と共に、体内に溜まった有害物質をリリースさせ、太陽光線の効果で、スピリチュアルなレベルでの進化が促進されるのです。

このようにナチュラル岩盤浴には、遠赤外線効果、マイナスイオン効果、太陽光効果、放射能ホルミシス効果など、多くのすばらしい効果があることがわかりましたね。

ハワイ島では、サウスコナのホナウナウビーチがナチュラル岩盤浴に最適。運が良ければ野生のイルカと泳げることもあります。太陽で温められた岩盤は時として40度を超える熱さで、カラダを芯から温めてくれます。十分に水分を補給しながら（日焼け対策もしながら）、楽しくやってみましょう。

＊エプソムソルトの浄化風呂

レシピでもお伝えしたとおり、エプソムソルトとはマグネシウム硫酸塩のこと。バスソルトとして使用します。

カップ1杯（約200cc）のエプソムバスソルトをお風呂に溶かして入浴すれば、血行と発汗作用を促進し美肌に。また、筋肉痛や関節の腫れなどを緩和。ストレスで疲れた時の疲労回復や、スポーツ後の筋肉疲労にも効果的で、痣やねんざ、打ち身も早く回復します。

また、オーラに溜まったオルゴンエネルギー（俗にいう重たいエネルギー）を浄化する働きもあると言われ、オーラの浄化風呂としてスピリチュアルワークをする仲間たちの間でも愛用されています。精神的リラックスを促すフランキンセンス精油などをたらして使うと効果大。パワフルなので20分以上入らないようにしてくださいね。ふらふらになりますよ。

この入浴法は自閉症にも最適です。自閉症はマグネシウムの不足から起こるとされています。マグネシウムがたっぷり含まれているエプソムソルトのお風呂に入ることで、肌を通して体内にマグネシウムの吸収が可能になるのです。

また、下剤として水に薄めて飲むということもできるのですが、味は苦くてまずいです。かなりパワフルな腸内洗浄が起こるため、勝手な飲用はNG！

＊裸足で大地を歩く

足の裏にはチャクラがあり、大地のエネルギーを受容することができます。

しかし、現在の都会暮らしでは、足にフィットしていない靴を履くことが多いようです。その結果、足が重なったり、外反母趾になったり、なかには足が変形してしまう人も……。

私も東京で暮らしていた20代の頃はハイヒール通勤だったため、足の疲労感と共に腰は固まるし、足指は曲がり、たこや靴擦れも発生。日本でリフレクソロジーが瞬く間に普及しているのも納得です。

一方、ハワイ島の暮らしは車移動が多く、ビーチサンダルなどの楽な靴が主流。足の指はノビノビ広がり、形もずいぶん回復しました。

また、「トゥリーディング」という足の指先を見て、人の性格や生き方、健康状態を見るセラピーがあるそうですが、手相と同じで、生き方や意識の変化から、足の指も正常な形に戻るそうです。

足の裏、指の一つ一つをしっかり大地につけて歩く感覚は、大地に根付いて生きる地球の仲間だという意識、安定したグランディング感覚をもたらしてくれます。地球のパワーを足の裏から受け取ることで、気が満ち溢れ元気爽快！ハワイ島では芝生や、大地、溶岩の上をなるべく裸足で歩く生活をしてくださいね。

＊畑で野菜を育てる

アナスタシアは今もシベリアに実在する女性です。赤ん坊だった時に両親が事故死。一人生き残った彼女は野生の動物に助けられて成長しました。

そして20代半ばの頃、森の中で一人でいるところを杉の貿易商人に発見されました。

彼女は衣服も持たず、ほぼ裸に近い状態で生活し、フルーツやナッツ、ベリーやマッシュルームを食べて野生動物や植物と調和しながら暮らしていました。

杉商人は彼女と出会い、意識がガラリと変わり、仕事を辞めて、彼女のことを伝える本を執筆しました。

彼女の言葉には不思議なパワーがコーディングされ、読む人たちはグイグイと弾き込まれ、意識が大きくシフトするのです。

本は全部で9巻。口コミで世界中の人に読まれ1千万部を突破しているそうです。

アナスタシアの言葉は常識を覆す新しい世界観を深淵な英知に溢れ、大勢の目覚めを促すと評判になりました。

彼女は今もシベリアの森の中で暮らしながら、宇宙からのメッセージを受け取り、癒しの光を人類にもたらしています。アナスタシアのメッセージを受け取った人たちが、子供の教育方法や、社会のあり方、農法など多岐の分野で新たな世界を築き始めています。詳しくはこちらからご覧ください。

www.ringingcedars.com

Ringingcedarsのブックシリーズの中では、アナスタシアが伝える新しい農法『ヒーリングガーデン』はとても画期的。

私が初めてアナスタシアの本を知ったのは2007年でした。当時、私はサウスコナでコナコーヒー農園を経営しており、そこの仲間と一緒にアナスタシアの方法でガーデンを作りました。

地球上に存在するすべての葉（野菜やハーブ、薬草など）や昆虫は人間のために創造されているそうです。その存在は人間に仕えるため、それぞれの役割があるんだとか。


大地に種を植える時（種は有機無農薬の種で行いましょう）、まず、舌の下に9分ほど入れて、唾液で自分の情報を与え、次に手の平にいれ暖かく息を吹き込み種を目覚めさせます。

さらに、手の平の上に種をのせ、天にお披露目します。お披露目することで、どの惑星もその種を助けようとします。

そして、耕す大地を裸足で歩きます。足の裏から毒素が大地に流れ出し、自分のカラダの情報が土にインプットされます。それにより、植物はその人の健康状態を知った上で一層効果的な治癒力を発揮します。

種を植える時は、唾液を水代わりにして植え、3日間はカバーをかけ、雨などで情報が入った唾液が流されないようにします。

種は宇宙につながる膨大な情報、いつ発芽するか、宇宙や大自然からの光をどのように利用するか、どんな果実をつけるかなど、すべてのデータを持っていて、私たち人間の命を元気にするようにできているなんて、改めて聞くと感動的ではないですか!? そのためには、私たち人間の心身の状態を、私たち自身も熟知しておきたいものですね。

植物とのコミュニケーションは、私たちの心身の情報を植物に「刷り込む」ことで、植物の成長過程で、その人物の情報を知り、その人仕様の健康に必要な宇宙エネルギーのブレンドされた果実や葉をつけるといいます。

健康維持などの、エネルギーアップの他、病気予防、エイジング(老化)や悪い習慣を改善するなど、心身が平和な状態へ。

また、満月時には植物たちと優しいトーク&触れ合いを。

私はこの方法で作物を作る経験を通じて、植物と自分、地球のつながり、相互の関係性を実感し、文字通り手間ひまかけて作る自分のための野菜たちに、深い親近感を感じたのです。

私の情報を秘めている野菜たちの成長に、なんとも言えない思いが溢れだし、「マイベジ〜」と、ただただ愛おしく、いただく時も、一層の感謝の気持ちでいっぱいになります。

これぞ！　素晴しいエネルギー循環♪


通常の方法より、この方法で植えた野菜は成長が早くてびっくりしました。ワクワクと元気にエネルギーを放出します。

さらに、摘む時も感謝の気持ちでいっぱいになります。植物から人間の栄養になる喜びを痛感できますよ。私自身、愛を込めて育てることで、植物に栄養をくれる大地が健康であることなど、すべてがつながっていることを実感しました。

アナスタシアの方法で植物たちを植えると、狭い畑や小さな鉢植えでも効果的に育つそうで、愛と感謝と共に育んだ自分仕様の野菜をいただくことができます。

ちなみに、野菜は収穫後3日以内に食べること。
そんなお約束を守ることで、あなたと土地と宇宙がつながる、純度の高い濃密な味が味わえるのかもしれませんね。
彼女の教えに従い、多くの人が自宅の庭に畑をつくり、今ではシベリアの80％の作物はアナスタシア式でつくられ、人々の意識が大きくシフトすると同時に、食も生き方さえもシフトしてきているそうです。

「自然界にあらゆる病気を癒すのを助けてくれる、
とてもたくさんの植物が存在しています。
それらの植物はそういう目的で創造されています。
でも人間はその目的を見失い、
それらの植物を見分ける能力を失ってしまったのです」

〜アナスタシア『ヒーリングガーデン』より抜粋〜

＊ハワイの代表的なメディカルプランツ

植物のお話が出てきたので、ここでハワイの代表的なメディカルプランツをご紹介したいと思います。ハワイに来られた時には、ぜひ思い出してくださると嬉しいです。

●オレナ（別名：ウコン・ターメリック）

お茶として、またライムと蜂蜜と合わせてジュースとして飲む他に、インド料理の定番香辛料としても知られています。肝臓の浄化、機能促進に適し、一気にエナジーアップして、カラダが温まるパワフルなハーブです（二日酔いの予防としても）。

●カバ（アヴァ）

南太平洋諸島のポリネシア地方で常用される嗜好品で、かつては宗教的な儀式にも使用されました。アヴァの根を乾燥させ粉状にして水に混ぜた泥水状の液体がカバと呼ばれ、精神の鎮静効果があり、飲酒時の酩酊感をもたらします。レイドバックなど一部のローカルにはリラックスできると根強い人気がありますが、日本では取り扱いが禁止されています。

●ノニ

1年を通して実をつける熱帯植物。古代ポリネシア人の活力の源。我が家でもガラス瓶に入れ2週間ほど置いた発酵ジュースを飲んでいます。成人病全般、健康維持、スタミナ増進、糖尿病などの予防に。

＊ハワイの食生活について……みんなにシェアしたい

ハワイ島暮らしも13年。ある時、なぜ、ローカルのハワイアンたちは太っているのか？　疑問に思いました。かつてのハワイ人は頑強な筋肉質だったそうです。しかし、18世紀、キャプテンクックのハワイ発見により、西洋文化が入り込んで食生活が急変しました。

地で採集されるタロイモや魚が中心の健康的でナチュラルな食事が、西洋から来た、白砂糖や添加物まみれの誘惑に飲み込まれ、ハワイアンたちの頑強なカラダは肥満体となり、様々な体調の不良を覚えるようになってしまいました。

そして、この状況は決して他人事ではなく、今現在の日本でも、飽食により、私たちのカラダに病気を作りだしている現状と同じなのではないでしょうか。

ここで忘れてはいけないのは、「食べたものがそのまま私たちを作っている」

と、言っても過言ではないということです。

そんな強い思いへ導くように、最良の食べ方を意識的に捉えることを学んだのは、イルカと泳ぎにやってくるドルフィン仲間たちからでした。

私が13年暮らしたサウスコナは、野生のイルカと泳げる湾や聖地へイアウなどのあるパワースポットで、多くの健康意識の高い人々がアメリカ本土、ヨーロッパ本土から移り住んできています。

コナコーヒーやマンゴーなどのファームも多く、大地に根付き、助け合いながら生きるコミュニティを形成。多くの人は環境意識に目覚めており、無農薬の畑をつくり、自給自足しています。

ベジタリアンは当たり前、動物性食品を一切とらないヴィーガンやローフードで生活する人も多く、数パーセントはブレスタリアンと言って、光（プラーナと呼ばれる「気」）を呼吸することでマナを取り入れ、ナッツとフルーツジュースだけで十分元気に生きている人もいます。

私がコナコーヒーファームとお宿の経営をしていた時、ジャニカという12年間ローフード生活をしている女性と共同生活をしていました。食生活はもちろん、彼女は日焼け止めや洋服も100％オーガニックなど素材にこだわり、常にココロとカラダの健康のための情報を入手し、取り入れていました。彼女から「ユリカ、脂物をやめたら？　食べた後のお皿のように、カラダの中の胃や腸などの管も油でギトギトになると知ったら嫌でしょ？」と言われました。

無意識に、それ以来日本製のカレーを食べなくなった私がいます。

ヴィーガンやローフードの人たちと共に生活をするうちに、気がついたらアトピーは消え、猫アレルギーも解消されました。次第に肉食を離れ、より元気でカラダを効率よく動かせるような食事を選択することで、植物や穀物中心の食事に無意識のうちに変化していました。

さらに、健康保持のために、究極の楽園健康法ともいえるハワイアンデトックスに辿りついたのです。

思い返してみると、動物性食品や乳性製品、小麦粉製品を食べていた頃、胃腸も弱いせいか、いつも消化不良、膨満感、胃もたれ感がありました。腹部は常にぽっこりとし、朝起きると、指や膝などの関節が痛かったのですが、現在では胃腸もスッキリ快調快便で、カラダが軽く、関節の痛みもなくなりました。

惑星規模での大変革が進んでいる中、私たち個人も時代のスピードと変化にあわせて、バージョンアップをする必要に迫られています。そんな中、日本では現在抱えている問題の放射能汚染により、カラダにいいものを摂取しようとしても、なかなか安全な食材や水が手に入りにくい状況です。

だからこそ、何を食べるかより、取り入れてしまった毒を「排泄する」、「出すこと」のできる強いカラダづくりが今を生き抜く鍵となってくるのです。

医師でありながら、断食を提唱し、多くの難病の方々を治癒に導いた甲田医師の指導にのっとり、断食を行った方々のうちの多くが、吸収のいいカラダとなり、1日500~1000カロリーの食事でも十分に瑞々しい健康体を維持して元気に暮らすことができています。

さあ、意識を切り替えていきましょう!

「小食、断食、デトックス」が健康体維持の3つのキーワードだということは一目瞭然なのです。

だれにだってできる、「少食、断食、デトックス」により、効率の良いヘルシーボディが手に入ると知ったなら、ワクワクと楽しみながら、日常から手軽にデトックスして、解毒と排泄力のあるカラダづくりをしていきましょう。

ハワイアンデトックスを体験して❸

MKさんの声（職業／主婦）

なんとじんましんが完治！活動的な私へ再会

なんと言っても一番大きな変化は、じんましんの完治です。閉経後、全身にできる原因不明の大きなじんましんに悩んでいましたが、1回目のデトックス中、デリケートゾーンまで、全身じんましんが出まくって、かゆくて夜眠れない程でした。

それでも、カレンデュラクリームで対処するだけで数日間、我慢し、友璃香さんのセッションが終わった途端に顔が殴られたボクサーのように真っ赤に腫れた上に喉まで腫れ声が出なくなりました。しかし、その日をピークにじんましんが止まったのでした。

あれから2年近く経ちますが、あの後はサバを食べてじんましんが1回出ただけ。肌ツヤが良くなり、引きこもりがちだった冬眠中の私が活動を再開できました。

MSさんの声（職業／会社経営）

ネガティブな感情を浄化でき光に満ちた感覚へ

開始と同時に、悪寒が止まらず、気がつくと眠り呆けてしまっていました。あまりにもパワフルに好転反応が出たため、次の日は、子供の分量に。そして、順調にデトックスできるかと思いきや、その晩、突然、動悸で目が覚め、異様な喉の渇き、めまいと吐き気、立ってトイレに行けず床に倒れ込み、同室の方に助けてもらいました。

この先どうなるのだろうか？　と、肉体と魂が離れていくような恐怖・不安感が襲いました。3日目はパスし、ハワイ島を歩くことに……。そこで気づいたのが、私が手放すのは「恐れと不安」というネガティブな感情。悪いものがカラダから放出していったと感じました。浄化された後は、体が軽く光に満ちた感覚に！

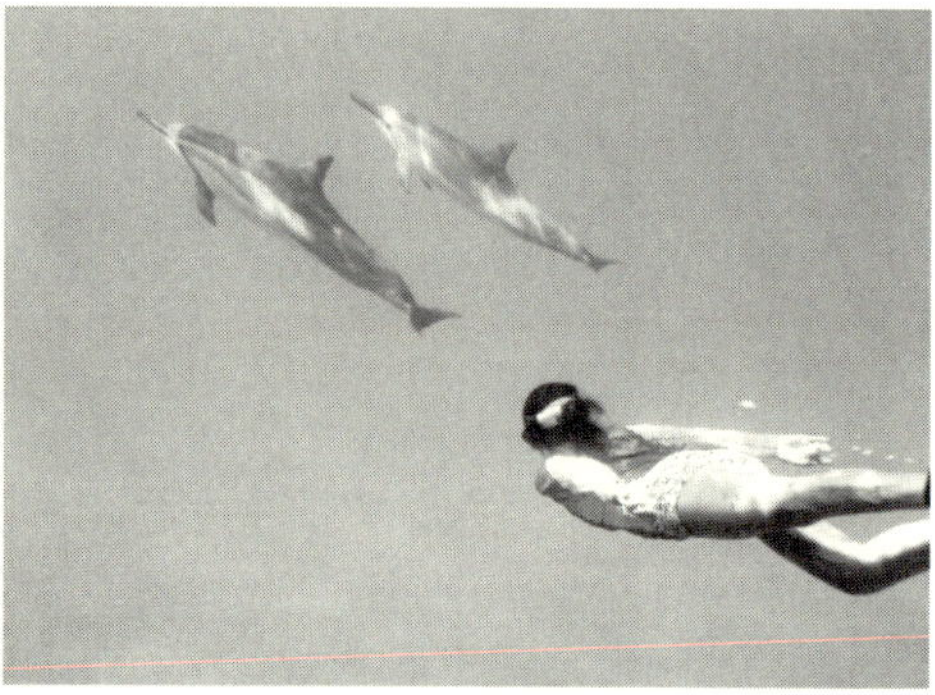

Chapter 5

デトックスの必要性・実は生活しているだけで毒が溜まっている

＊何をおいてもデトックスの時代

●デトックスとは?

「不必要なものを取りのぞけば、健康に戻る」という考えは、古代ハワイの人たちをはじめ、アーユルベーダや、アロマセラピー、陰陽五行説に基づく東洋医学の中にも見受けることができる、古くから多くの人が取り入れてきたナチュラルな健康法でした。

そして、それは東洋医学だけにとどまらず、西洋医学においても重要視されています。例えば近年アメリカでは、枯れ葉剤などの化学兵器の後遺症に悩む多くのベトナム帰還兵に対して、その毒素を排出するための研究が進められています。

現代社会は、日々体内に人体に悪影響を及ぼす有害な化学物質が蓄積されるのが、残念ながら避けられない状況にあります。そこで、その排出のための研究が、栄養学の一分野として続けられているのです。

西洋医学では便秘などの腸内への毒素の蓄積は万病のもとと言われていますよね。さらに21世紀に入りアメリカのセレブたちの間では、ローフードやマクロビオティックなど健康食やデトックスが流行。ダイエットや美容効果、自然治癒力やカラダと精神機能の向上など、医療に頼らないライフスタイルに多くの人が関心を寄せています。

●避けられない環境汚染

今地球に住むすべての人々が避けて通れない環境汚染。

土壌、魚介類、野菜類に蓄積した有害金属（カドミウム、水銀、ヒ素、アルミニウム、鉛、ベリリウムなど）や食糧に含まれる残留農薬、着色料、保存料等の人工合成化合物の添加物、また、車などが排出する排気ガスや工場のダイオキシンや放射能汚染、重金属などの排出物、水道水の添加物、酸性雨など、様々な有害物質に私たちは日々さらされています。

有害物質の蓄積は、老化、体調不良など、様々な病気を引き起こす原因になります。水銀などの有害物質は年齢と共に蓄積される一方。また、やがてその影響で自身の体内からも細胞に損傷を与える有害性の活性酸素が生成されてしまいます。何もしなければ溜まる一方のこの毒素、どのようにすれば排泄できるのでしょうか？

カラダに蓄積した人工合成化合物や有害な重金属類（水銀、カドミウムなど）などの不必要なものを除去し排出、細胞レベルから浄化し、新陳代謝や免疫力などのカラダが持つ本来の力を取り戻し、健康な状態へ導くのが「毒素排泄＝デトックス」です。

今までの社会常識では病気の時には栄養補給するという考えが主流でしたが、実は有害毒素の体内蓄積が原因。「入れる」より「出す」が健康維持には不可欠なのです。

●毒素が溜まるとどうなるの？

体内に蓄積された有害物質や農薬などの化学物質の影響は、最初のうちは無症状のためわかりにくく、放っておくとジワジワとヤル気がなくなったり行動が不活発になったりしはじめて、気づかぬうちに体調不良へとつながっていきます。

病院に行くほどではないが、疲れやすいといった慢性疲労や、頭痛、憂鬱、冷え性、肩こり、ＰＭＳ（生理前のホルモンバランスの乱れ）などを引き起こすと同時に、肌のくすみや肌荒れ、セルライト、代謝が落ち太りやすくなるなど美しさの弊害にもなります。

また、肝臓や血管、腎臓などの機能障害、皮膚疾患、原因不明の様々な不調の元となることも。

●健康のエナジーバンク

本来、私たちは健康のエナジーバンクに貯金がたっぷりと豊かな状態で生まれてきます。血液や唾液、尿などのアルカリ性が常にＰＨ７・３５前後に保たれるようセットされているのです。

しかし、不適切な食事生活、環境汚染やストレスなどで酸性に傾きはじめると貯金が徐々に減少し、アルカリ性のバランスを取るために、骨や歯からカルシウム（ミネラル）を摂取せざるをえなくなり、やがて骨粗鬆症に……。

だからこそ、即デトックスを！　アルカリＰＨバランスが整い、健康銀行に貯金が蓄えられます。

＊ＰＨバランスを整える

●アルカリ性と酸性

これまで何度も出てきたＰＨ《ペーハー》とは水溶性の性質をあらわす単位で、中性７を基準に、７より大きいアルカリ性、７より小さいと酸性と呼ばれます。私たち人間の場合、体内はアルカリ性、外側の皮膚の表面は弱酸性であることが理想です（胃酸は酸性）。

カラダの適切なＰＨバランス状態は、消化器官、循環器官、呼吸器官、ホルモンバランス、免疫システムに大きなポジティブな影響を与えます。

また、このバランスは血液の中のヘモグロビンの酸素量と密接な関係があります。ＰＨバランスがいい状態では、体の中の液体はクリアであり、新陳代謝機能も高く、カラダが最善に機能することを助けます。

さて、あなたの中にある体液のＰＨは？

● 唾液は PH6.5〜6.8
● 尿は 6.0〜7.0
● 胃液は 1.4
● 血液は 7.4

ちなみに海水は8.4とアルカリ性です。

●PHバランスの効用

酸性に傾いた状態から、デトックスし、本来のアルカリPH7・35レベルにバランスすることにより、様々な効果が得られます。

《1》ホルモンバランスが整う
《2》心臓系の健康
《3》体重の適切な増減
《4》肝臓と胆嚢の機能向上

PHバランスをとる役目を担っているのは循環器系、泌尿器系、消化器系(肝臓。膵臓、胃腸)。

しかし、不適切な食生活や、ストレス、水分不足、化学汚染、運動不足などがPHバランスに影響を与えるので要注意です。

＊新陳代謝を活発に！

●細胞レベルのデトックス

カラダには約60兆個の細胞があり、一つ一つの細胞が知性を持っているので、私たちの指図いらずで、皮膚細胞は28日周期、胃腸の細胞は5日周期、骨細胞は90日周期、筋肉細胞は60日周期、カラダ全体は約３ヶ月のサイクルという具合に、一定の周期で生まれ変わる新陳代謝を繰り返し、再生しながら新鮮なカラダを維持しています。

しかし、この新陳代謝のリサイクルは、残念ながら加齢と共にスピードダウンします。正常なサイクルでも再生不能だった古い細胞は、さらに蓄積され、様々な不調や病気の原因になります。

そんな、細胞レベルの新陳代謝のスローダウンの主な原因は、寝不足や偏った食事など。また、私たちが蓄積したネガティブな感情や食品や環境汚染による毒素も細胞レベルに影響します。

老廃物（＝毒素）の溜まった状態では、艶のある美しい輝くお肌にもなれません。

お肌は体内を映し出す鏡！　キレイへの鍵もギュッと握っているデトックスを意識的にこころがけましょう。

●成長ホルモンをゲットできる時間帯に睡眠を

さて、カラダに重要な新陳代謝を促す「成長ホルモン」は睡眠時、特に夜10時から深夜2時の間に最も多く分泌されます。同じ6時間寝るとしても、夜10時に就寝する睡眠と、夜中の1時に就寝する睡眠ではクオリティに大きな差が……。成長ホルモンが多く分泌される時間帯にカラダを休めることは、細胞レベルでの健康維持に重要なことです。

また、良質のビタミンやミネラルを摂取すると、成長ホルモンが活発に分泌されるため、新陳代謝が活発になるのですよ。

つまり、健康な状態とは、細胞が自由に分裂したり、再生したりと活発に働いていていて、組織の再生や新陳代謝が十分に行われている状態を指します。そして、ありがたいことに、本来カラダは１００％健康な状態になるように、デザインされています。


元来、放っておいても、カラダが良質な状態になるよう、常に働いてくれる約60兆個の細胞たちですが、その細胞たちが元気な状態でいられる環境をつくるのは、私たち自身の責任です。

例えば、幸福行きの切符とたとえられる貴重な時間、夜10時に就寝するとか、細胞の栄養、「笑顔」「感謝」「ポジティブな言葉」を心がけるなど、できることからどんどんトライして、本来カラダに備わっているパワーを発揮しましょう！

*「出す」→「入れる」という順序が大切

カラダは冷蔵庫!

私たちのカラダは冷蔵庫もたとえることができます。

みなさんも経験があると思いますが、無意識のうちにいつの間にか、冷蔵庫の中が食品でいっぱいになりがちではありませんか? 中には、その存在が忘れさられ、賞味期限の過ぎた食品や腐った残り物が入っているかもしれません。

そうなると、冷蔵庫は通気が悪く、効率も落ち、悪臭とともに汚れていき、どんどん霜がつき始めます。


だから、時々、中の食品を全部取り出し、掃除をして不必要なものを捨てなければなりません。

きちんと、日々の生活から、必要なものだけを入れることを心がけておけば、冷蔵庫は霜がつくこともなく、効率よく働いてくれます。

まさに、そんな冷蔵庫と私たちのカラダは一緒なのです。ただ、今の私たちは生活しているだけで、どんどんカラダとココロに毒素が溜まってしまうもの。

冷蔵庫の整理整頓をするように、時々、意識的に毒出し＝カラダのお掃除する必要があるのです。

●カラダの管のお掃除

さて、口から肛門までの長さはいったいどれくらいあると思いますか？ なんと、私たち日本人は13メートルと言われ、腸は8メートル、小腸だけでも6メートルもあるそうです。

目には見えないけれど、そんな長い自分の内臓の中の管がどうなっているか、考えたことはありますか？

いま、特に便秘に悩む女性が多いですが、そんな時の管の状態は腸内に不純物がこびりつき宿便として留まり、カラダに必要な栄養素の吸収を妨げている状態にあります。同時に腸内に悪玉菌が溜まり、それが病気の原因に……。

さらに、腸内の温度は約37度。もし、夏の暑い日に、そのまま食べ物を放置していたらどうなるでしょう？　あっという間に腐敗発酵してカビや猛毒、悪臭を発生しますよね。腸内でも同じことが起こっています！

毒素が腸の中で処理しきれない程になれば、やがて腸壁を通じて毒素は血液へと流れ出して体液に浸透し、体中に毒素が巡り、血液がドロドロに。

しかも、鬱の改善に効果があると言われるセロトニン（アドレナリン、ドーパミンと並んで体内で重要な役割を果たす三大神経伝達物質）の80％は腸で作られます。腸をキレイに保つことは、カラダだけではなく精神面にも大きな影響があるという訳です。

また、お肉とご飯の食べ合わせは消化するのに12時間かかると言われています。起きている間、たいていの人は6時間おきに食事をとっていますが、消化に時間がかかるものを食べれば食べただけ、カスは長時間腸内に留まり、蓄積されたものがこびりついて詰まりの原因となり、毒素がカラダに回って行くのです。

一方、消化にやさしい植物中心の食事は消化に要する時間は数時間程。管の中も詰まることなくキレイに循環するため、血液もサラサラ状態。毛細血管の中を血が流れていく時も、血がサラサラなので血液はスムーズに流れます。

血液がドロドロの状態のときには赤血球がイモ虫状態につながっているため、その一つ一つを引き剥がすためにカラダは余計なエネルギーを使わなくてはならず、眠くなったり、だるくなったり疲れやすくなります。

消化のいい食事をすることで、その消化のために使う多大なエネルギーを仕事や遊びに１００％使うことができるのです。


宿便によって自分で作り出す毒素の他に、外から取り込んでしまった体内汚染のデトックスも必要となってきます。外からの汚染とは、化学物質、食品添加物、化学調味料、残留農薬、排気ガス、たばこ、化学薬品や合成洗剤など、皮膚から侵入してきた毒素です。

女性の毒素は子宮に溜まる！

なんと驚くべきことに、毒素が体内に溜まっていくとき、女性なら子宮に溜まると言われているのをご存知ですか？

しかも、大切な赤ちゃんを育む子宮からシャンプーの匂いがするという助産婦さんからの話もあるくらい……。不安になりますよね。

多くの女性が悩みを抱えている、生理不順、生理痛、婦人科系の病気の原因の一つは、この毒素の蓄積です。丈夫で元気な赤ちゃんを産めるカラダになるためにも、また生理不順、生理痛、更年期障害などの改善にも、「入れる」より「まず出す」ことが重要なのです。日頃からデトックスを心がけて血液もサラサラな健康派の女性は、便も体臭も臭くないものです。

毒出し方法についてですが、排便や排尿はもちろん、運動して汗を流すことも、スッキリとデトックスできる方法の一つです。

また、素晴らしいデトックス効果があるのが、私たちが日々、無意識にしている「呼吸」です。ただし、「吸って（入れて）」から「吐く（出す）」のではなく、まず「吐いて（出して）」から「吸う（入れる）」のが自然の順番なのです。

不必要なものを体内から排泄した時に人は爽快感を覚えます。出した時にこそ、人は心身共に健康になれるのです。

＊カラダのリズムに合った生活を

●カラダのリズム

私たち人間も、地球上の他の生命体と同じく自然のリズムにのっとって生きています。太陽の運行と共に規則的な生活をすることで、朝の目覚めもスッキリと迎えられるでしょう。太陽の光には体内時計をリセットしてくれる働きがあります。

さて、日々の生活では、朝昼夜と1日3食しっかり食べる人たちが主流だと思います。ですが、1日3食は、自然なカラダのリズムに合っていません。

実は、私たちのカラダには、3つのリズムがあります。

〔1〕正午から午後8時→摂取と消化（食べる、食べた後の分解）
〔2〕午後8時から午前4時→吸収と利用（カラダへの同化）
〔3〕午前4時から正午→排泄（老廃物の排出）

私たちは毎日、毎日、食べて、吸収&排泄を繰り返していますが、それにふさわしいカラダのリズムを意識してみたことはありますか?

夜遅く食事すると、翌朝起きた時に、気持ちが悪い、起きるのが辛い……、胃がもたれているなどの体験がある人も多いはず。

それは食べ物を吸収し、カラダへの同化の作業の途中に妨げが入ったからです。食べたものが胃から出ていくまでに最低3時間は必要と言われ、夜寝る間際の食事はリズムが混乱し、体内の自然のリズムが妨げられ、眠りが浅く、不快な気分の目覚めになってしまうのです。

ということで、朝は排泄の時間と意識し、朝ごはんは軽め、お昼はしっかり食べて、夜はあまり遅くならないうちに食べる。

これが栄養補給のリズムです。このリズムが効率よく機能していれば、カラダも高く機能していると言えます。

ハワイアンデトックスは、このカラダが持っている自然なリズムに基づいてプログラムされていて、カラダの機能がどんどん改善されていくことを体験することができます。

多くの人が、朝も昼も夜も満腹になるほど食べて、栄養を吸収するにもかかわらず、しっかり老廃物を排出する時間をカラダに与えていません。

朝のフルーツやフルーツスムージーなら消化にエネルギーを使う必要がなく、これにより不必要な老廃物をしっかり排泄でき、カラダはスリムになり、無理なダイエットは無用に……。

●私たちにふさわしい食事は「穀物中心」の食事

元々、私たち人類は穀物中心の食生活を送っていたと思われます。私たちの歯を見るとライオンやオオカミのように肉を噛み切るためにナイフ役をする犬歯は、すべての歯32本中たったの4本しかありません。草食動物である牛と同じように、穀物や豆類を噛み砕くのに適した石臼の形をした臼歯20本と、やわらかい葉ものや野菜を噛み切るために適した門歯（前歯）8本で構成されています。

植物を食べるための歯が28本、肉を食べるための歯が4本ということから、人間は穀物中心の食事を主体にするのが、ふさわしいと言えます。

腸の長さをみると、人間の腸の長さは身長の約5～7倍もあります。肉食のライオンは身長の約3～4倍。肉は腐りやすいので急いで消化吸収してなるべく早くカラダの外に排出できるように腸が短いのです。

一方、草食動物の牛や羊、馬などは、身長の10～30倍もの長い腸を持っています。草を消化吸収するには長い時間がかかるからです。腸の長さをみても、やはり人間は肉食より穀物中心の食事が適しているということがわかります。

＊強いカラダをつくる食べ物

●放射能汚染から命を守る食の5つの心得

長崎で原爆が落ちた時、原爆爆心地から1・4キロのところに病院がありました。その院長である秋月医師は患者70名とその治療にあたる者20名に、天然塩で作った玄米おむすびと、天然味噌で作ったお味噌汁を食べること、野菜には味噌をつけて食べること、白砂糖は厳禁という食生活を徹底させます。

その結果、誰一人発病しないで生き残ることができました。秋月医師の病院より遥かに爆心地から遠くにいた、普通食の人々の多くは被爆により命を落としました。

私はこの「玄米、味噌、塩を中心とした食事法で放射能被曝から命を守った人がいたという話をハワイ島の友人、ランドール氏より聞きました。
故秋月医師の教えを引き継ぐ民間療法研究家の阿部一理さんが、『放射能汚染から命を守る最強の知恵』（Kindle版・コスモ21）の中で唱えている「放射能汚染から命を守るための食の5つの心得」は以下の通りです。

〈放射能汚染から命を守るための食の5つの心得〉

〔1〕玄米を食べる……発芽モードの玄米をとる（主食の半分くらいに）
〔2〕味噌を食べる……味噌や漬け物などの発酵食品をとる
〔3〕塩を使う…………いい塩、または海藻でミネラルをとる
〔4〕砂糖はNG………白砂糖、添加物、農薬を避ける
〔5〕動物性タンパクはNG……肉、牛乳はとらない

ハワイアンデトックスでは酸性に傾いたカラダをアルカリ性に整え解毒排泄

をしていきます。デトックス後の腸はキレイにお掃除され、吸収のいい状態になっているので、デトックス明けに食べるものは上記の考えにのっとって、意識して食べるよう指導しています。

そんな中、あなたなら何を食べますか？ 重要な基本ポイントは次の二つになります。

◇水分をたくさんとる　（1日2〜3リットル）
◇白砂糖をやめる……（糖分を極力とらない）

ハワイアンデトックスを体感すると、デトックス中に学んだ様々な栄養学の知識と、波動の高い有機のフルーツや野菜、味噌汁を食べた時のカラダの反応と認識により、たったの1日もしくは3日でも、禁煙が成功する人、甘いもの、お肉を控える人が続出します。

意識が変われば、食も自然と無理なく変化していくのです。

●疲れたときこそ肉はNG！

疲れた時は、焼き肉や大きなステーキで栄養補給しようという考えの方が、まだまだ多いのではないでしょうか？

実は、それは大間違いです！　肉、卵、牛乳、乳製品、魚などの動物性タンパク質も、大量に摂取すると腸内で腐敗を起こし、毒素を作り出してしまうからです。また、動物性タンパク質の解毒には大量のエネルギーを消費します。すると、集中力やカラダを動かす時に必要なエネルギーを、それらの消化に使われてしまい、慢性疲労、エネルギー不足になってしまいます。

肉には元々、老廃物が含まれていて、それを口にすることで、胃腸、肝臓、腎臓に大きな負担がかかり、血管は汚れ、免疫力が低下、ホルモンバランスが崩れ、カラダは酸化、活性酸素が増加して細胞が弱まります。そして、やがてはカラダ全体が機能低下していってしまうのです。

では、摂取するのに大奨励の完全なタンパク質食品とは何か。それはキヌア、大豆、ヘンプシード、スピルリナ、クロレラなどです。

牛乳って本当にカルシウムがとれるの？

また、牛乳からカルシウムを摂取していると言う人もいるかもしれませんが、なんと、牛乳を飲めば飲むほど骨や歯からカルシウム骨粗鬆症になるという調査結果が出ているのです。

一般にはまだまだ「牛乳神話」がまかり通っていますが、カルシウムを摂取するのは、緑色野菜やアーモンド、アボガド、昆布などから！

白砂糖は毒！

白砂糖とは原材料であるサトウキビなどの糖度だけを高め、ミネラルを取り去り、真っ白にしたものです。つまり、ほとんど栄養分はないうえに、白砂糖をとることで体内のミネラルが奪われてしまいます。

コーラなどの甘いドリンク類、ケーキやチョコレート、スナックやアイスクリームなどに含まれる白砂糖にはほとんど栄養価がなく、とり過ぎることで、砂糖中毒のカラダ、酸性に傾いたカラダをつくり、肥満、情緒不安定、イライラ、鬱などの精神的影響も含む、全身に悪影響を及ぼすこととなります。

黒糖や粗糖、また、美容業界でも話題になった、リュウゼツランというサボテンからとった毒出しに向いている天然の甘味料アガベなどには、適度な甘みとともにミネラルが含まれています。

*時代にふさわしく私たちもバージョンアップ

コンピュータが刻々とバージョンアップするように、この進化の加速する時代、私たちもバージョンアップが必要です。

戦後は貧しい想いをした反動で、美食グルメが流行りました。また、私たちを取り巻く環境もあらゆることが便利化し、スピードアップする中で、ファーストフードや栄養素を壊す電子レンジを使ったクイックフードが、もてはやされるようになりました。しかし今、そんな添加物だらけで栄養価が低い食事や過度の美食により、多くの人々の間に病気が蔓延しています。

今、環境破壊や汚染によってダメージを受けた母なる地球が、自らの浄化を通して新しい地球へと再生しようとしています。その一部分である私たち人類も体内に溜まった毒素をリリースし、軽やかで高い波動に生まれ変わる必要があります。

新しい時代にふさわしい軽やかなカラダとココロを手にするには、美食より粗食、濃い味つけより素材の味を生かしたナチュラル&スローフード、オーガニック（有機的）。これが新しい時代のキーワードです。

常日頃から溜まったものを出すデトックスの習慣を身につけることは、強い心としなやかなカラダを作る基礎となります。

おわりに

日本で起きた地震による放射能汚染の被害は、目に見えないだけに、何を信じたらいいのか分からなくなるほど多くの情報が飛び交い、世界中の人々に健康管理について、真剣に考える機会を与えました。ただ生活しているだけで、様々な汚染にさらされている現代を生きる私たちにとって、日頃から解毒力のあるカラダ作りをすることは、個人レベルの重要な選択であり、今後の人生に大きな差をつけることでしょう。

本書で私が紹介したハワイアンデトックス体験によるカラダへの反応は千差万別です。私たちはユニークな存在なのだから、それは当然のこと。細胞一つ一つが本来持っている力を発揮できるよう、ちゃんと大切に扱ってあげれば、カラダは驚くほど素直に反応するのです。

若い頃はアトピーやアレルギーで苦み、ひ弱だった私も、このデトックス体験を通じて、今では別人のように健康でポジティブ体質になりました。

私たち一人ひとりがユニークな自分を知り、受け入れ、ケアの仕方を学ぶことは、魂の目的を果たして生きるためにも必要なことなのです。

私がハワイアンデトックスにであったのは、2008年頃、ハワイ島に暮らしていた時のことです。

少人数制で、スローで丁寧に提供されるハワイアンデトックスは、慌ただしい日常を忘れて、ゆったりと過ごす時間を与えてくれました。忙しいと忘れがちな真実の自分と向き合う時間をもたらしてくれるデトックスタイムと、その効果の高さ、美味しさにすっかり魅了された私。

実は、西洋医学や自然療法の専門家のアドバイスの他に、私はムーラムというスピリットガイドに相談しながら今日に至っています。ムーラムはドイツ人クリスチャンラーがチャネルする彼の未来生です。

3・11の原発事故が起こった時、何を信じたらいいのか多くの人々が混乱しましたが、私はこのムーラムに質問したことで、情報操作に影響を受けない、真実を見る力と、明晰さを保つことができました。

3・11の直後に日本からやってきたグループが、ハワイアンデトックスを体験しにハワイ島を訪れました。

そこで、デトックスのビフォーアフターの血液を、血液分析士にチェックしてもらったところ、体験前は血液のプラズマの中にたくさんのゴミが浮いていたり、赤血球が団子状にかたまっていたりといった、汚染の被害がみられました。

ところが、3DAYのデトックス後、その同じ血液分析士のもとを訪れ、再び血液チェックをしたところ、血液の中に見られたゴミはきれいに一掃され、赤血球はまんまるで真っ黒な発光する球体となってプラズマの中をスイスイと流れていたのです。その血液分析士が「ユリカ，たったの3日でこんなに劇的な変化があるなんて、一体何をしたの？」と驚いたほどです。


ムーラムは、3・11よりも以前から、「今後、人々にはデイリーベースでデトックスする必要性が出てくる。このデトックスはとてもパワフルだから続けなさい」といつも私を励ましてくれました。

そして3・11以降はさらに、このデトックスを広く日本の人々に提供していくことを励ましてくれるとともに、「あなたが日本にいることが難しいのであれば、あなたの仲間を増やしなさい。

そして日本で多くの人がデトックスできる機会を増やしなさい」とアドバイスを受け、仲間を育てるナビゲーターコースができました。

現在では、すでに20名を超えるナビゲーターの人たちが沖縄や奄美大島、関西や関東に誕生しています。

当時、鎌倉にちいさなスペースを構え、ナビゲーターの方たちとハワイアンデトックスを提供していたのですが、放射能汚染の被害を考えてクローズし、私自身はハワイに多くの人を呼ぶスタイルへと切り替えました。

スムージーや、コールドプレスジュース、お味噌汁の食材も、風評被害を超えて、ムーラムのアドバイスに従い、かなり厳しく吟味し、放射能汚染の心配のない水や有機の野菜で提供するようにしました。

お味噌汁のだしは、安全なシイタケや昆布の入手が困難になったことから、有機のショウガを使うようにというムーラムからのチャネリングによるアドバイスがありました。

その他汚染被害によりミネラルがカラダから減っている現代人に液体ミネラルの必要性、海水ソリューションの塩分の安全性についてなど、西洋医学の専門家のサポート以外に、ムーラムからの具体的なアドバイスをたくさん受け取りながら進化してきたのが、このハワイアンデトックス現代バージョンです。

ハワイに古代から伝わる、スローで手作り感満載のデトックス法に、未来の意識体ムーラムのアドバンスなアドバイスがキラリと輝き、現代に蘇ったのです。

ハワイの癒し、アロハな気持ちがたっぷりつまったデトックス法であり、口から行える腸内洗浄、体内洗浄を合体したハワイ生まれのデトックス法には愛がたっぷりつまっています。

ハワイアンデトックスが認知されることで、健康な方はさらに健康に、便秘、肌荒れ、肥満、慢性疲労などの様々な体調不良に悩む方々にはすばらしい助けとなりますように……。

「日常から気軽にデトックス」のヘルシーライフスタイルが定着する一助になれば幸せです。

Mahalo Nui Loa

2015年5月ホノルルにて

野崎　友璃香

★本場ハワイ島で、 ゆったりハワイアンデトックス体験！

地球のパワースポットといわれるハワイ島、みっちりとした地球のマナ(気)が満ちあふれた癒しの島に、随時ハワイアンデトックスを体験できるハワイ拠点があります。

メニューの内容は、3DAYのデトックス、ロミロミ、パワースポット、レクチャー、海水浴＆ドルフィンスイム、ヨガ，瞑想を含みます。

不定期ですが5泊6日のデトックスリトリートもご提供しています。

（2015年夏よりオープン予定）

＊ 詳しくは以下のサイトをご覧ください。
http://www.hawaiiandetox.com

★ハワイでプチ体験、ハワイアン デトックス・ワイキキスタイル

ハワイ島生まれのハワイアンデトックスを、ワイキキでも体験することができます。

『日常から気軽にデトックス』のコンセプトに基づき、忙しいご滞在の合間にも、ナチュラルでパワフルなデトックスを体験できる、半日、1DAYコース・ワ

イキキスタイルが誕生しました。

ワイキキにある野崎友璃香の自宅サロン、またはご滞在先のホテル、指定スペースにて、ご提供いたします。

★日本で体験,
ハワイアンデトックス@日本

ハワイアンデトックスを提唱する野崎友璃香の精神と技術を受け継ぎ、ハワイアンデトックスに惚れ込んだ、優秀なナビゲーターが誕生しています。それにともなって日本各地で、日本の環境、食材に対応した日本レシピでデトックスを体験できる場所も誕生しています。

サイトからナビゲーターを検索してお問い合わせください。南伊豆（弓ヶ浜）では随時提供が可能です。

★ナビゲーター養成トレーニングコース

本書を通じてハワイアンデトックスを体験したご感想はいかがでしたか？　心身をヘルシー&ビューティーに導いてくれるハワイアンデトックスを、自分で体験してくださることももちろん嬉しいのですが、もっと身近に……、そして多くの人に伝えたいという気持ちになってくださっている方がいらっしゃれば幸いです。

ハワイアンデトックスの恩恵をより多くの方々に分かち合いたい方、現在ご自身が取り組んでいるヒーリングワークに取り入れたい方、ビジネスとしてハワイアンデトックスを提供したいと望む方を対象に、優秀なナビゲーターを育成指導するためのハワイアンデトックスナビゲーターコースを年に1〜2回、少人数制で、リクエストに応じて、ハワイまたは日本で開催しています。

＊ 詳細や時期等はお問い合わせください。

※ナビゲーター希望の方は、ハワイ島ナビゲーターコース受講の前に、最低一回の3DAYデトックス体験が必要です。日本で体験できるハワイアンデトックスのナビゲーターを弊社サイトにて検索し、お問合せのうえ体験してください。

★ハワイで野生のイルカと泳ぐ旅

ハワイ（ハワイ島，オアフ島）で思い切り野生のイルカと泳ぐワクワク体験は、あなたの魂レベルからのクレンジングを促し、ハートレベルが大きく拡大、チャージされるような素晴らしい体験です。

野崎友璃香が奨励するのは、ハートが喜び、イルカたちとの共存共栄の未来の地球の可能性を感じる良質なドルフィンスイム。あなたにとって最適なメニューをご案内いたします。

ハワイ島5泊6日ドルフィンと泳ぐ旅や、ハワイ島・オアフ島でのドルフィンスイムのボートのご紹介、同行サービスも行っています。

http://www.dolphin.or.jp/program/dolphin-index.html

★ハワイアンデトックスネットショップ

ハワイアンデトックスで使用する素材や機械はネットショップでも購入可能です。

ハワイアンデトックスのディープシーソルトは、にがり成分（ミネラル）を含む汚染の心配のない深層からとれた天然塩。同じハワイ島産のディープシーソルトでもにがり成分（ミネラル）を含まないものでは、期待する効果が出ないため、必ず以下のサイトで推奨するディープシーソルトをご使用ください。

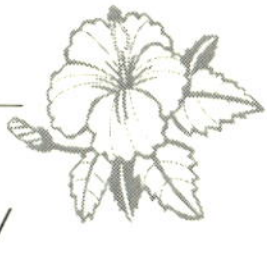

● 野崎友璃香総合サイト
http://www.yurikanozaki.com/

● ハワイアンデトックスサイト
http://www.hawaiiandetox.com/

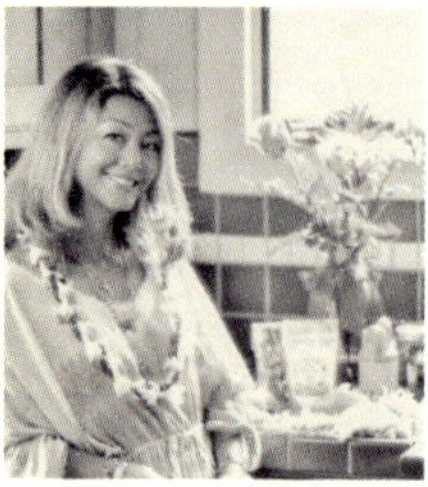

野崎 友璃香

Yurika Nozaki

著述家　Dolphin Healing Specialist
Spiritual　Educator

米国フロリダ州認可バーバラブレナンヒーリング4年制単科大学卒業、認定エネルギーヒーラー
米国ハワイ州認定マッサージセラピスト
日本ビューティ協会ローフードマイスター1級
全米ヨガアライアンス認定ハタヨガインストラクター
AFP（アートオブフェミニンプレゼンス）認定ティーチャー

東京出身。桐朋女子学園、青山女子短期大学卒業。広告代理店電通勤務ののち、日本人でいち早くハワイ島の海で野生のドルフィンと泳ぎ、魂の目覚め、人生の大変革を体験。その後、その体験を10冊以上に及ぶ著書や、実際にドルフィンと泳ぐ体験セミナー、リトリートを通して多くの人々と分かち合う。ドルフィンがもたらす意識の変化と進化を研究、ドルフィンヒーリング・セラピーの日本における第一人者。海や自然とつながったナチュラルな生き方を通して出会った、海水を飲むYurika式ハワイアンデトックスを通して"日常からのデトックス"を提唱、パワフルな細胞レベルからのデトックスとして日本に普及している。

活動のフィールドはハワイと日本。年に数回行うハワイ島のパワースポットを巡り魂に栄養を与えるリトリートは口コミだけですぐいっぱいになるほどの盛況ぶり。現在はハワイ島、オアフ島、日本と各地で活動中。

主な著書に『イルカと逢って、聞いたこと』（講談社）『ハワイアンリラックスのすすめ』（大和出版）ほか。2015年9月には講談社より12冊目の新刊を出版予定。

http://www.yurikanozaki.com
http://www.hawaiiandetox.com

PHOTO BY Ryujin Hawaii Photography

たった3日で細胞から生まれ変わる
ハワイアンデトックス

2015年5月30日 初版発行

著　者　野崎友璃香
発行人　山内尚子
発　行　株式会社きれい・ねっと
〒670-0904 兵庫県姫路市塩町91
TEL 079-285-2215 FAX 079-222-3866
http://kilei.net
発売元　株式会社 星雲社
〒112-0012 東京都文京区大塚3-21-10
TEL 03-3947-1021 FAX 03-3947-1617

ISBN 978-4-434-20733-4

きれい・ねっと

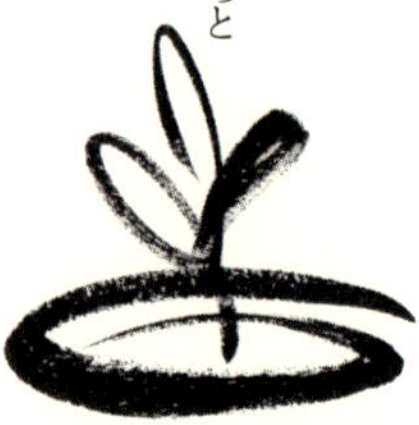

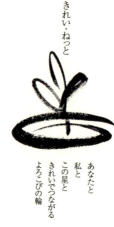

あなたと
私と
この星と
きれいでつながる
よろこびの輪